AF503907

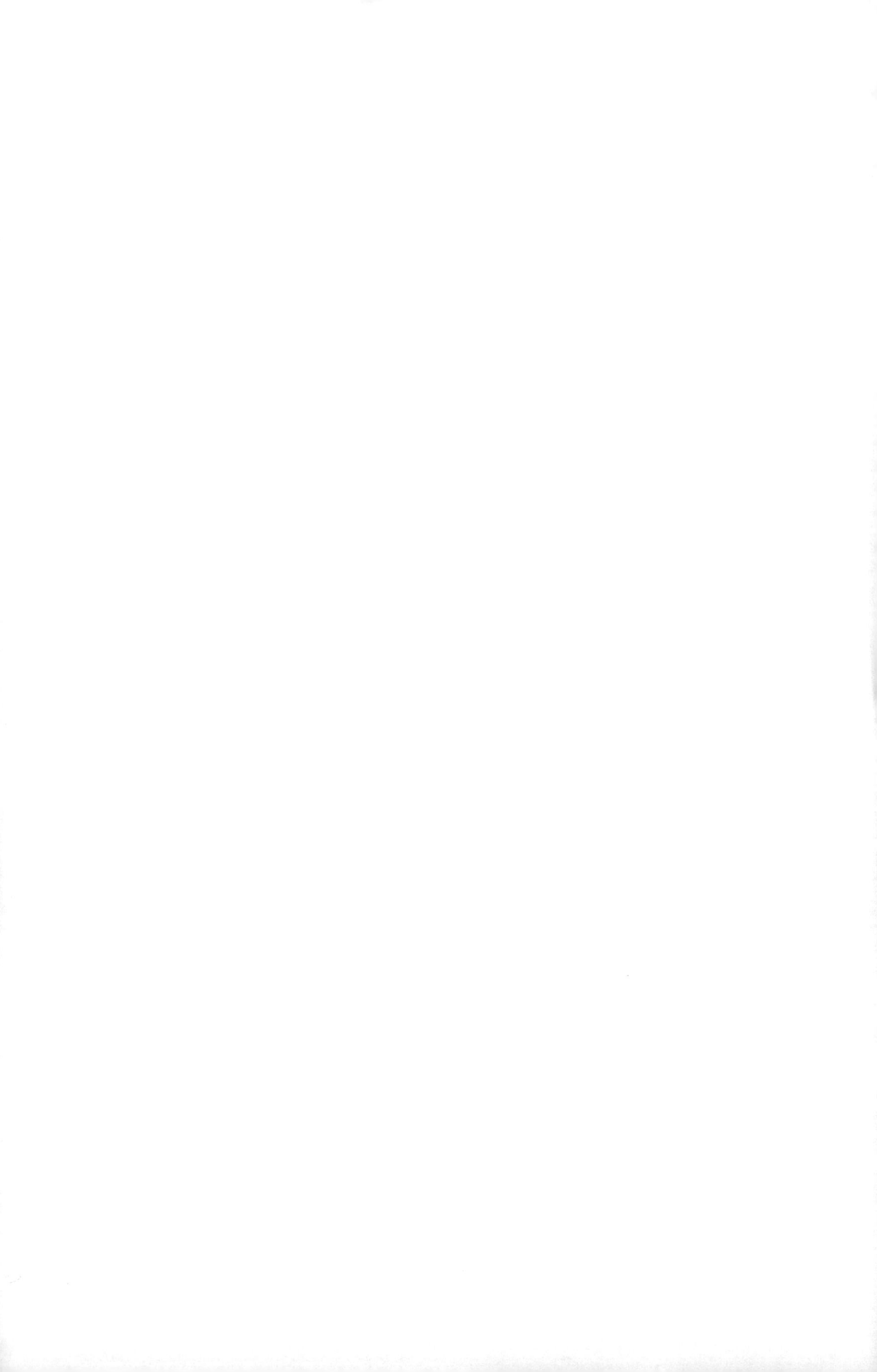

Dr CAMILLE SAINMONT

DE L'UNIVERSITÉ DE PARIS

ANCIEN EXTERNE DES HOPITAUX

ÉTUDE

SUR LE

CANCER SECONDAIRE DU CŒUR

PARIS

Jules ROUSSET

RUE CASIMIR-DELAVIGNE

ET 12, RUE MONSIEUR-LE-PRINCE

(anciennement 86, rue Serpente)

1903

Dr Camille SAINMONT

DE L'UNIVERSITÉ DE PARIS

ANCIEN EXTERNE DES HOPITAUX

ÉTUDE

SUR LE

CANCER SECONDAIRE DU CŒUR

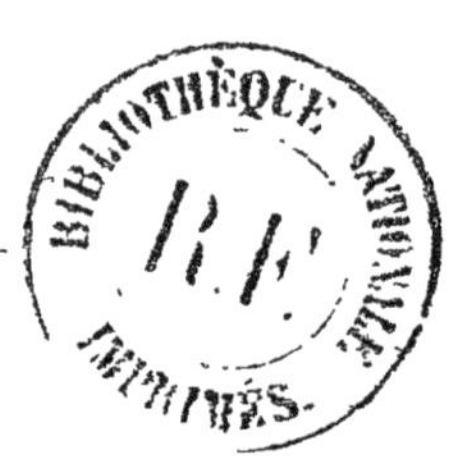

PARIS

Jules ROUSSET

1, RUE CASIMIR-DELAVIGNE

ET 12, RUE MONSIEUR-LE-PRINCE

(anciennement 36, rue Serpente)

1903

A MES PARENTS

A MES AMIS

A MONSIEUR LE Dr LETULLE

Professeur agrégé a la Faculté de Médecine

Médecin des Hopitaux

Chevalier de la Légion d'Honneur

A MON PRÉSIDENT DE THÈSE

MONSIEUR LE PROFESSEUR CORNIL

Professeur a la Faculté de Médecine

Membre de l'Académie de Médecine

Médecin des Hopitaux

Chevalier de la Légion d'Honneur

Sur le point de quitter l'Ecole de Médecine et les hôpitaux de Paris, nous avons un devoir bien doux à remplir : remercier les maîtres qui nous ont dirigé dans nos études.

M. le Dr Oettinger, qui nous a reçu avec bienveillance dans son service au début de nos études médicales, a droit tout le premier à notre reconnaissance.

Nous remercions aussi MM. les Drs Toupet, Moutard-Martin, Widal et Chauffard qui nous ont fait profiter de leur enseignement clinique.

MM. les Drs Blum et Marion nous ont guidé dans l'étude de la clinique chirurgicale.

M. le Dr Comby et le professeur Kirmisson nous ont initié aux difficultés de la clinique infantile.

A M. le Dr Bonnaire, nous adressons nos plus vifs remerciements pour les connaissances pratiques que nous lui devons en accouchement.

Nous sommes très reconnaissant à M. le Professeur Cornil de l'aimable accueil que nous avons trouvé près de lui et le prions d'agréer l'expression de notre respectueuse gratitude pour l'honneur qu'il nous a fait en acceptant la présidence de notre thèse.

Nous remercions vivement MM. les Drs Letulle et Nattan-Larier de la bienveillance qu'ils nous ont témoignée et de la part qu'ils ont prise à cette thèse.

INTRODUCTION

Le mot cancer est un mot usuel et chacun en le prononçant croit désigner quelque chose de bien défini. Il n'en est pas complètement ainsi. Ce terme très ancien, consacré par l'usage, s'appliquait autrefois à la plupart des lésions ulcéreuses chroniques. Actuellement, il sert à désigner certaines tumeurs. Pour le clinicien, il entraîne l'idée de tumeur associée à celle de gravité ou mieux de malignité. Si on se place à ce point de vue, toute tumeur maligne est un cancer.

Mais d'autre part, au nom de l'histologie, on a proposé de ne l'appliquer qu'à une seule variété de tumeurs, celle qui est constituée par le tissu épithélial. Il n'y a donc pas corrélation entre la donnée clinique et la donnée histologique.

D'autre part, de même qu'il y a des épithéliomes bénins, il y a des adénomes et des fibromes qui peuvent se comporter comme des tumeurs de mauvaise nature. Il n'y a pas en réalité de bénignité et de malignité absolue (*Billroth*).

Comme on le voit, ces deux définitions clinique et histologique ne sont pas complètes. Quoiqu'il en soit, nous laisserons ici au cancer sa signification clinique de tumeur maligne.

Qu'entend-on par tumeur maligne ? Les caractères sont les suivants : les tumeurs malignes sont primitivement diffuses ou le deviennent, elles se dètachent mal du tissu de l'organe envahi, elles sont adhérentes, elles s'ulcèrent, infectent les voies lymphatiques ou sanguines et tendent à se généraliser, l'intervention opératoire est, la plupart du temps, suivie d'une reproduction du néoplasme, soit dans la cicatrice, soit à distance dans les viscères (1).

Nous n'avons pas l'intention de faire sur le cancer du cœur une thèse originale. Ely, Laisney, et plus récemment Cornil, ont très bien traité la question avant nous. Aussi, n'est ce qu'à l'occasion de trois observations inédites, deux de M. Letulle et l'autre de M. Nattan-Larier, que nous avons pensé à rassembler des observations récentes et d'autres qui, bien qu'intéressantes, n'ont pas été citées dans la thèse précédente.

Après avoir fait l'historique, nous aborderons la pathogénie et l'anatomie pathologique macroscopique. Il serait trop long de faire dans le texte même la description microscopique générale des différents genres de tumeurs. Elle est faite suffisamment dans les différentes observations dont quelques-unes très détaillées. Nous traiterons ensuite la symptomatologie et le diagnostic.

(1) *Traité de Chirurgie* de Duplay et Reclus, tome I.

HISTORIQUE

Carcassonne, en 1777, paraît être le premier qui ait signalé le cancer secondaire du cœur (1). Après lui Portal, en 1803, lui consacra une courte étude (2), Sénac aussi, en avait parlé dans son *Traité des maladies du cœur* (3). Toutes ces observations péchent par les détails anatomiques. C'est à une époque où l'anatomie pathologique est peu avancée. Le microscope n'a pas encore commencé à dévoiler l'intimité des tissus. En 1818, il en est fait mention par Corvisart (4). La thèse d'Ely, en 1874 (5), rassemble la plus grande partie des observations parues jusqu'à cette époque. Ce sont celles de Laënnec (6), d'Aran, pu-

(1) Carcassonne. *Mémoires de la Société Royale de médecine*, 1777-78.
(2) Portal. *Cours d'anatomie medicale*, tome III, 1803.
(3) Sénac. *Traité des maladies du cœur*, tome II, p. 178, 1778.
(4) Corvisart. *Essai sur les maladies et lésions organiques du cœur*, p. 285, 3me édition, 1808.
(5) Ely. *Thèse de Paris*, 1874.
(6) Laënnec. *Traite de l'auscultation médiate*, 1837.

bliées dans les *Archives générales de Médecine*, de Bayle (1),
de Ségalas (2), d'Andral (3). Dans cette thèse sont aussi
mentionnées les observations de Bouillaud (4), de Laveran, professeur au Val-de-Grâce (5), de Vidal (6), de Prudhomme (7). Hayem, en 1864 (8), publie un cas de cancer
du cœur avec kyste séreux flottant dans l'intérieur du ventricule droit secondaire à un cancer encéphaloïde du rein
gauche. Bucquoy, en 1866 (9), publie un cas de cancer
du cœur avec mort subite chez une jeune fille. La tumeur
primitive était un cancer de l'ovaire. Laisney, en 1895,
rassemble dans sa thèse 38 observations. Le point de départ de sa thèse était un malade qu'il avait présenté en
1895 à la Société anatomique et qui présentait un cancer
du cœur, secondaire à un cancer du foie (10).

Une thèse de Cornil plus récente (11) publie cinq cas de
cancer primitif du cœur, les seuls qui soient authentiques
et les seuls qui existent dans la science. Quant aux cas de
cancer secondaire, ils sont au nombre de vingt-deux dont
quelques-uns sont déjà cités dans la thèse de Laisney.
L'un des plus intéressants est celui d'un malade de Letulle qui présentait un cancer lymphadénique secondaire

(1) Bayle. *Revue médicale*, 1824.
(2) Ségalas. *Archives générales de médecine*, 1825.
(3) Andral. *Clinique médicale*, tome III, page 451, 1834.
(4) Bouillaud. *Traité de clinique des maladies du cœur*, 1841.
(5) Laveran. *Gazette médicale*, p. 144, 1857.
(6) Vidal. *Mémoires de la Société de Biologie*, 1861.
(7) Prudhomme. *Gazette des Hôpitaux*, 1867.
(8) Hayem. *Bulletins et mémoires de la Société médicale des Hôpitaux de Paris*.
(9) Bucquoy. *Bulletin et Mémoires de la Société médicale de Paris*, page 346.
(10) Laisney. *Etude sur le cancer du cœur* Thèse Paris, 1895.
(11) Cornil. *Le cancer du cœur*. Thèse de Paris, avril 1902.

à un lymphadénome du médiastin (1). Trois de ces cas sont dus à Pic et Bret (2) qui ont consacré un article au cancer du cœur dans la Revue de médecine.

En Allemagne, les principaux travaux parus sur ce sujet sont ceux de Virchow (3), de Friedreich (4), de Bodenheimer (5). En Angleterre et en Amérique, on trouve dans les différentes revues des observations intéressantes, dans le *Medical News*, le *New-York medical Journal*, *The Lancet*, *British Medical Journal*, etc.

(1) Letulle. *Archives de Physiologie*, 2ᵐᵉ sem. 1885.
(2) Pic et Bret. *Revue de médecine*, 1891.
(3) Virchow. *Traité des tumeurs*.
(4) Friedreich. *Traité des maladies du cœur*.
(5) Bodenheimer. *Beitrag zur Pathologie der Robsactigen Neubildungen am. Hetz. In. Diss.*, Berne 1885.

FRÉQUENCE

Le cancer primitif du cœur est très rare. On n'en connaît que huit observations, toutes plus ou moins anciennes, dont quelques-unes seulement sont complètes avec examen histologique. Il s'agissait de sarcome fuso-cellulaire (Bodenheimer, Ely, Fraënkel, Mennig).

Dans le cas de Mennig, la tumeur occupant la paroi antérieure de l'oreillette droite s'était compliquée d'une péricardite séro-sanguinolente rapidement mortelle, malgré les ponctions répétées (1).

Le cancer secondaire du cœur est plus commun, bien qu'exceptionnel. M. Cornil dit qu'on en trouve 1 à 2 cas par an dans les hôpitaux de Paris (2).

Les statistiques sont intéressantes à ce sujet : Kohler a

____

(1) Merklen. *Traité de Médecine* de Brouardel et Gilbert.
(2) Cornil. *Bulletin de la Société anatomique*, 1887.

compté 6 cancers sur 9.118 autopsies; Tandson, 6 sur 8.289; Willigk, 9 sur 4.577, dont 477 cancers. Bodenheimer, en 1865, en avait rassemblé 45 cas. Laisney, dans sa thèse, rapporte 38 cas, et Cornil 22.

ÉTIOLOGIE ET PATHOGÉNIE

Il est intéressant de chercher quels sont les organes
qui donnent le plus souvent lieu à ces localisations secondaires. Cornil, dans sa thèse, donne une liste de 53 cas
qui se répartissent ainsi : 13 cas de cancer du poumon,
des médiastins, des plèvres et des bronches, 5 cas de
cancer du sein, 3 cas de cancer de l'œsophage, 2 cas
de cancer de l'estomac, 4 cas de cancer de la langue.
L'œil est en jeu 3 fois, la peau 3, le foie 2, le rein 3, les
ovaires 2, l'utérus 2, le pénis 2, la prostate, 1, le testi-
cule 2, la parotide 1, la jambe 2, la clavicule 2, le pancréas 2, le tibia 1, le cerveau 1, les ganglions inguinaux 1,
rectum 1. On voit que, dans cette liste, les cancers thoraci-
ques prédominent (1).

Dans la liste des observations publiées dans notre thèse,
nous trouvons la langue 1 fois, l'œsophage 1 fois, l'esto-

(1) Cornil. Thèse de Paris, 1902.

mac 2 fois, le duodénum 1 fois, la vésicule biliaire 1 fois, le péritoine 1 fois. Le médiastin, le poumon, la région axillaire et la région précordiale sont en jeu chacun 1 fois. De même la peau, l'utérus, la choroïde, l'épaule et la jambe. Dans un dernier cas, le cœur seul (sarcome) a été examiné. On ignore le siège de la tumeur primitive.

Il s'agit maintenant de savoir de quelle façon le cancer primitif se propage secondairement au cœur. Il faut distinguer deux variétés.

Quand le cancer siège dans une région voisine du cœur, il se propage au myocarde par envahissement. C'est le cas des cancers du médiastin, bronches, œsophage, ganglions.

Dans un cas de Letulle, il s'agissait d'un lymphadénome du poumon (1). Dans un de nos cas, il s'agit d'un cancer massif du poumon (2). Dans un autre cas, il s'agit d'un lymphadénome du médiastin englobant le péricarde (3).

La seconde variété comprend les cancers du cœur consécutifs à une généralisation par implantation embolique et, dans ce cas, l'embolie cancéreuse arrive au cœur par la voie lymphatique ou sanguine.

Propagation par voie lymphatique. — Celle-ci peut se faire de différentes façons.

1) Il ne semble pas douteux que les particules parties des divers organes peuvent aboutir soit au canal thora-

---

(1) Letulle. *Archives de Physiologie*, 1885.
(2) Beaufumé. *Société anatomique*, 4 juillet 1902.
(3) Tapret et Macaigne. *Bulletin de la Société anatomique*, mars 1895.

cique, soit à la grande veine lymphatique, et être déver-
sées ensuite dans le système veineux.

2) Il y a envahissement péritonéo-pleuro-pulmonaire
direct par l'intermédiaire des espaces lymphatiques du
diaphragme (puits de Ranvier). Les formations cancéreuses envahissent les feuillets séreux de la plèvre et du
péricarde.

Une observation de Rabé (1) citée par Cornil, dans sa
thèse, et concernant un cancer de l'estomac, est intéres-
sante à ce sujet. La face inférieure, la face péritonéale du
diaphragme, au niveau de sa moitié gauche, est parcourue
par de nombreuses travées blanchâtres, au tracé très
sinueux, dures au toucher, et qui représentent autant de
traînées de lymphangite cancéreuse.

De plus, la face postérieure du cœur est parcourue, au
niveau du sillon et sur toute sa hauteur, d'une large traînée blanchâtre qui disparaît dans le sillon inter-auriculo-
ventriculaire droit, sous un gros et large matelas de
graisse sous-épicardique. Sur ce tractus viennent se bran-
cher des ramifications qui cheminent à la surface des deux
ventricules. De plus, la face externe de l'aorte, près de
son origine, se montre hérissée de gros bourrelets d'une
dureté ligneuse, ce sont de simples traînées de lymphan-
gite.cancéreuse péri-aortique. On voit nettement en plusieurs points des vaisseaux lymphatiques sous-séreux,
dont la lumière est bourrée de cellules atypiques.

3) Les produits cancéreux suivent le canal thoracique ;
il y a infection rétrograde des ganglions cervico-médices-

(1) Rabé. *Bulletin de la Société anatomique*, 1897, page 877.

tinaux, puis de l'appareil pulmonaire qui dépend de ces ganglions et, comme d'après Pic et Bret, un noyau pulmonaire est la condition *sine quà non* d'un noyau secondaire cardiaque, l'infection rétrograde pourrait être invoquée, aidée de la circulation sanguine.

L'infection ne peut-elle se faire directement au niveau du péricarde sans passer par le poumon ? Il faut consulter à ce sujet les recherches de Troisier et de Girode.

Troisier a bien montré que pour expliquer l'engorgement spécifique des ganglions sus-claviculaires gauches dans les tumeurs malignes de l'abdomen, il faut admettre la progression des cellules lymphatiques dans les vaisseaux blancs, en sens inverse du cours de la lymphe.

Ce mode de progression est pour lui tout spécial et applicable seulement aux ganglions sus-claviculaires gauches, en raison de la disposition anatomique des branches efférentes de ces ganglions qui, se jetant au sommet de l'éperon du canal thoracique, constituent comme le prolongement de la portion verticale ascendante de ce vaisseau (1).

Mais ce processus de lymphangite cancéreuse récurrent pourrait-il être invoqué d'une façon plus générale ? C'est ce qui paraît ressortir d'une observation publiée par Girode (2).

Il s'agit d'un cancer de l'estomac propagé au pancréas, noyaux secondaires dans le foie, dégénérescence avancée des ganglions abdominaux et cervico-médiastinaux, lym-

---

(1) Troisier. *Archives générales de Medecine,* 1889.
(2) Girode. *Archives générales de Médecine,* 1889.

phangite cancéreuse pleuro-pulmonaire et péricardique ;
pas de noyaux secondaires dans le poumon. La lymphangite cancéreuse péricardique donnait lieu à un épaississement du péricarde viscéral et formait une tache jaunâtre
qui s'enfonçait très peu dans la profondeur, et refoulait
à peine le tissu myocardique qui n'était nullement dissocié.

M. Girode, tout en faisant remarquer que la lymphangite cancéreuse rétrograde peut s'observer au niveau de
tous les affluents du canal thoracique, ne prétend pas
d'ailleurs expliquer ainsi toutes les généralisations cancéreuses et les cancers secondaires du cœur en particulier.

Propagation par la voie sanguine. — La voie sanguine
est de beaucoup la plus fréquemment suivie.

Dans l'infection par généralisation cancéreuse, il faut
distinguer des infections secondaires (succédant à des
néoplasmes primitifs siégeant dans des organes directement tributaires de l'une ou l'autre des veines caves), et
des infections tertiaires (succédant à des tumeurs primi-
tives tributaires de la veine porte, et n'infectant que
secondairement la veine cave inférieure).

Dans un cancer quelconque, des embolies veineuses se
produisent fréquemment. On trouve des parcelles cancéreuses dans le sang du ventricule droit, on en a trouvé
dans des caillots cardiaques. Pour citer un exemple, dans
une observation de Lacapère et Babonneix que nous citons
et où il s'agit d'une tumeur mélanique de l'aisselle, on
trouve que le pigment est disposé en masses arrondies
entourant de préférence des vaisseaux volumineux remplis

eux aussi de pigment et montrant ainsi le rôle des vaisseaux dans la généralisation de la tumeur (1).

Les embolies cancéreuses arrivent en premier lieu au cœur droit. Peuvent-elles y séjourner et s'y implanter ? Certains auteurs l'admettent. En dehors des cancers pariétaux ou sous-péricardiques, dont il n'est pas question ici, il est cependant difficile d'admettre une greffe directe, car les noyaux secondaires ont été vus recouverts de l'endocarde. Il faut donc admettre un degré de plus, la petite circulation paraissant être un lieu de passage obligé pour les particules cancéreuses arrivant au cœur droit, et lancées ensuite par le ventricule gauche dans les artères coronaires.

Suivant MM. Pic et Bret, à priori, un nodule cancéreux du poumon semble être la condition *sine qua non* d'un nodule intra-pariétal du cœur, ou bien il faudrait admettre qu'une embolie cancéreuse puisse franchir les capillaires pulmonaires sans s'y arrêter, la chose est peu probable (2).

Dans leurs observations personnelles, le poumon, a en effet, toujours été trouvé atteint. Mais on a trop souvent omis, dans les observations, de noter l'état des poumons pour qu'il soit permis de généraliser. Il y a là un point intéressant a étudier ultérieurement.

L'embolie, partie de ce noyau pulmonaire, continue son chemin. Elle revient par les veines pulmonaires au niveau du cœur gauche et, par les artères coronaires, va occuper

(1) MM. Lacapère et Babonneix. Société anatomique, 18 juillet 1902.
(2) Pic et Bret. *Revue de Médecine*, 1891, page 1022.

le myocarde. Dans d'autres cas, au lieu de prendre la voie des veines pulmonaires, elle va dans les veines bronchiques intercostales et veine cave supérieure, revient au cœur droit et le cycle recommence.

ANATOMIE PATHOLOGIQUE

Siège du Cancer. — Le cœur a été trouvé deux fois envahi en entier. Le lieu d'élection est le cœur droit, surtout sa portion ventriculaire d'après la statistique d'Ely est celle plus récente de Laisney (1).

Cornil dans sa thèse plus récente encore (2) donne une liste de 84 cas qui se répartissent ainsi:

Le cœur droit entier a été envahi.....	6 fois
L'oreillette droite..................	13 »
Le ventricule droit..................	19 »
Le cœur gauche entier.............	3 »
L'oreillette gauche.................	4 »
Le ventricule gauche...............	11 »
Les deux oreillettes................	5 »
Les deux ventricules...............	4 »
Le péricarde......................	7 »
L'endocarde	10 »

soit 38 fois le cœur droit et 18 fois le cœur gauche.

(1) Laisney. *Etude sur le Cancer du cœur.* Thèse de Doct., Paris 1895.
(2) Cornil. Thèse de Paris, 1902.

Les observations qui font le sujet de cette thèse donnent comme siège :

Péricarde..........................	3 fois
Cœur entier.......................	1 »
Endocarde.........................	2 »
Ventricule droit...................	5 »
Ventricule gauche.................	2 »
Oreillette droite..................	2 »
Les deux oreillettes...............	1 »

Morphologie. — Elle est excessivement variable — on peut trouver des noyaux isolés faisant saillie sous le péricarde, sous l'endocarde. On peut trouver des noyaux interstitiels, des noyaux multiples. Les dimensions en sont très variables et varient depuis le volume d'une lentille jusqu'à celui d'un œuf. Comme aspect, les noyaux tranchent généralement, par leur aspect blanc jaunâtre, sur le tissu rouge du myocarde. Quelquefois ils ont l'aspect de végétations lisses, arrondies, serrées les unes contre les autres, faisant saillie entre les cordes tendineuses.

Quelquefois ce sont des masses polypeuses pédiculées, comme dans un cas de Leroux et Meslay (sarcome du cœur) ou en incisant le bord droit on trouve l'oreillette comblée aux 3/4 par de véritables grappes polypeuses multilobées, et la cavité presque entièrement comblée au niveau de l'auricule (1)

La tumeur n'a été vue ulcérée qu'une fois.

(1) Leroux et Meslay, *Bulletin de la Société anatomique*, 1896, p. 680.

· Dans la paroi du ventricule droit, il s'était développé une tumeur encéphaloïde, dont le centre était ramolli, de la grosseur d'un œuf environ (1).

Dans certains cas, le cœur adhère fortement aux organes voisins. On ne peut en détacher une partie qui adhère. En faisant des coupes à travers le médiastin antérieur on peut constater un épaisissement énorme du feuillet pariétal du péricarde qui se confond avec la masse néoplasique du médiastin. Souvent le péricarde est atteint d'épanchement (200 ou 300 grammes) ou sa cavité est comblée par des fausses membranes adhérentes ou friable. Pour détacher le cœur il faut quelquefois le sculpter dans un tissu de nouvelle formation.

C'était le cas d'un malade de Letulle qui présentait un cancer lymphadénique du cœur secondaire a un lymphadénome du médiastin (2).

Souvent la complication cardiaque est fort discrète. Le cœur paraît sain à l'œil nu et c'est à l'examen microscopique que l'on constate l'envahissement des travées fibreuses par l'élément morbide.

Dans une observation de Loomis (3), le cœur paraît sain mais entre les fibres musculaires du cœur, au microscope, on trouve des cellules plus grosses et différentes d'aspect des cellules du pus ou de cellules conjonctives jeunes (sarcome). Il y en avait entre toutes les fibres. On fit des coupes nombreuses dans différentes parties du cœur et

(1) Hayem. *Bulletins et Mémoires de la Société Médicale des Hôpitaux de Paris*.
(2) Letulle. *Archives de Physiologie*, 2ᵉ semaine 1885.
(3) Loomis. *The New-York Medical Record*, octobre 1892.

le résultat fut le même. Il s'agissait là d'une infiltration diffuse, invisible macroscopiquement. Civel et Lenoble (1) admettent même que la propagation des néoplasies pulmonaires au cœur est une complication a peu près obligatoire. Il y a, le plus souvent dans ce cas, infiltration légère du tissu conjonctif. Il est nécessaire que l'envahissement soit déjà considérable pour donner lieu a une modification macroscopique appréciable dans la structure de l'organe.

Caractères microscopiques. — Deux lois de pathologie générale dominent l'envahissement secondaire du cœur. La première, c'est l'identité de structure des noyaux secondaires et de la tumeur primitive. La seconde c'est que les altérations des fibres cardiaques, quand elles existent, sont secondaires et contingentes : la néoplasie ne se développe qu'aux dépens de l'élément conjonctif. Le myocarde est refoulé, dissocié mais non envahi.

Toutes les formes anatomiques peuvent être observées, type cutané à globes épidermiques lorsque la néoplasie est consécutive à un cancroïde de la face, du pénis, type cylindrique, type encéphaloïde, etc., forme infiltrante et forme nodulaire.

(2) Civel et Lenoble, *Archives provinciales de Médecine*, 1ᵉʳ février, 1899, page 140.

Cornil, dans sa thèse, fournit 22 observations qui se répartissent ainsi :

Épithéliome tubulé ou cylindrique... 13 cas
Sarcome .... 6 ».
Sarcome et lympho-sarcome associés. 1 »
Lymphadénome .... 1 »
Ostéosarcome .... 1 »

Pour d'autres auteurs, le sarcome tiendrait la première place dans l'envahissement secondaire du cœur. Les observations de cette thèse se répartissent ainsi :

Épithéliome et carcinome .... 7 cas
Mélanosarcome.................... 4 »
Sarcome .... 3 »
Lymphadénome .... 2 »
Endothéliome.................... 1 »

Etat du myocarde. — Le myocarde ne participe pas à la prolifération qui se produit tout entière aux dépens de la colonie cellulaire émanée du néoplasme original. Le muscle cardiaque, dont les fibres sont comme écartées par la tumeur développée dans le tissu interstitiel, ne présente que des lésions dégénératives. Aussi arrive-t-il qu'indépendamment du processus néoplasique, le cœur puisse offrir quelques altérations.

L'ensemble du cœur est souvent dilaté mais non hypertrophié. Les parois présentent souvent un amincissement extrême, toutes choses évidemment connexes aux lésions du myocarde. Quelquefois, simplement atrophié, celui-ci peut en effet présenter des altérations plus complexes, comme dans une observation de Pic et Bret, ou le tissu musculaire avait une coloration feuille morte et présentait au microscope l'aspect suivant : indépendamment de l'amincissement et de la décoloration, chaque fibre était divisée d'une façon très nette en segments de Weismann élémentaire, l'apparence scalariforme des lignes intercellulaires était évidente (1). Il est juste de dire que les lésions de cardio-sclérose sont souvent associées, soit par l'âge du malade, soit par le fait du cancer lui-même, soit par ces causes réunies (2). Il arrive que ces lésions ne permettent plus au cœur de lutter contre la gêne mécanique produite par la présence d'une tumeur dans l'épaisseur de ses parois. Il se laisse passivement distendre ainsi qu'à la période ultime de la plupart de ses maladies organiques.

(1) Pic et Bret, *Revue de Médecine*, 1891.
(2) Deguy, *Gazette des Hôpitaux*, 1900.

PRONOSTIC

Les lésions cardiaques ajoutent souvent un élément défavorable au pronostic.

La mort subite a été signalée plusieurs fois du fait de la localisation cardiaque (1).

La coexistence de lésions du péricarde, qui est souvent symphysé, la dilatation et la distension du cœur qui l'empêchent de réagir, se surajoutent à la cachexie cancéreuse.

La mort peut avoir lieu par asystolie et par syncope.

(1) Deguy, *Gazette des Hôpitaux*, 1900.

SYMPTOMATOLOGIE

Le cancer secondaire du cœur est souvent latent. Il n'est révélé qu'à l'autopsie. C'est une forme fréquente.

Daus une autre catégorie de faits, on constate des troubles fonctionnels cardiaques qui, en présence d'un cancéreux avéré, font penser à une localisation locale. Ces signes, d'ailleurs, sont excessivement variables.

C'est souvent l'ensemble symptomatique de la myocardite chronique se caractérisant par la dyspnée, la précordialgie, des crises angineuses, en même temps que l'on constate de la cardio-mégalie avec de la tachycardie et de l'arythmie (1). Les battements du cœur sont altérés dans leur siège, leur rhythme, leur nombre. Le pouls peut être fréquent, inégal, irrégulier. Du côté de la circulation veineuse, on note les œdèmes, la cyanose, la dilatation des veines superficielles.

(1) P. Merklen. *Traité de médecine de Brouardel et Gilbert*, tome VI, page 373.

Les accidents dépendent pour une grande part, de l'importance et de la localisation des néoplasmes. Quand ils se développent au voisinage des orifices et des valvules, ils peuvent donner lieu à des insuffisances et des rétrécissements. On peut alors entendre à l'auscultation toutes les variétés de souffle, systolique, présystolique, des bruits de lime, de drapeau. Les symptômes dépendent non moins des lésions concomitantes du myocarde énumérées plus haut, des lésions et de la symphyse du péricarde, de l'envahissement des ganglions du médiastin et de la compression des nerfs pneumogastriques.

Les syncopes sont fréquentes et le malade meurt souvent en asystolie.

DIAGNOSTIC

Ces signes, énumérés plus haut, sont trop peu caractéristiques pour permettre de faire un diagnostic. Evidem-
ment, s'il existe quelque part une tumeur cancéreuse, en
présence de ces signes, on pourra penser à une localisation cardiaque à supposer que le malade n'ait eu ni syphi-
lis, ni rhumatisme; qu'il ne soit pas alcoolique et que les
lésions valvulaires, s'il en a, ne soient pas anciennes.

Le diagnostic est donc sinon impossible, très difficile.

Lorsqu'en présence d'un cancéreux avéré, on trouve des
signes cardio-vasculaires, dont les plus importants sont
les modifications du pouls, les troubles de la circulation
veineuse et des embolies, on doit songer à la possibilité
d'un envahissement secondaire du cœur (1).

Le diagnostic, d'ailleurs, n'a aucune importance, et les
déductions thérapeutiques en sont nulles. La mort est
toujours la terminaison de la localisation cardiaque.

(1) Cornil. Thèse de Paris, 1902.

OBSERVATIONS

Observation I (inédite).

Communiquée par M. Letulle.

Cancer primitif du duodenum, cancer secondaire du foie et du cœur.

Yves B..., 44 ans, entré à l'hôpital Boucicaut en janvier 1903, mort le 15 janvier. Avait d'abord été considéré comme atteint du cirrhose du foie. Bientôt cependant, après un examen plus attentif, on soupçonne l'existence d'un cancer du foie.

A l'autopsie, à l'ouverture de l'abdomen, une quantité considérable de liquide s'écoule, semi-fibrineux, contenant un grand nombre de fausses membranes molles, jaunâtres, récentes. — La totalité des anses intestinales et la surface du foie sont recouvertes de fausses membranes fibrineuses, épaisses molles.

Le canal thoracique distendu, par la lymphe, paraît normal. L'aorte thoraco-abdominale et la veine cave inférieure, sont entourées d'un grand nombre de masses ganglionnaires infiltrées de cancer. — La multiplicité de ces lésions adénopathiques prévertébrales et leur volume sont tels, que l'isolement de la veine porte et de ses branches est rendu impossible.

L'estomac et l'œsophage sont sains, mais immédiatement au delà du pylore existe une ulcération arrondie, taillée à pic, ayant à peu près les dimensions d'une pièce de 50 centimes. Le fond de cette ulcération adhère à la face inférieure du foie par l'intermédiaire d'une sorte de cloaque arrondi vaguement sphérique, de la dimension d'une petite noix, et ne paraissant pas perforé. De cette disposition résulte l'impression que la totalité des parois du duodenum a été perforée par une lésion ulcérative ayant débuté au niveau de la muqueuse. A l'œil nu, l'induration modérée des bords de l'ulcère du duodenum, la forme lisse de ses bords font hésiter sur la nature de la lésion. — Au microscope, toute hésitation cesse. — En effet, on constate bien un ulcère perforant du duodenum ayant détruit la totalité des couches constitutives de l'organe, mais il est facile, sur plusieurs coupes, de reconnaître une végétation néoplasique extrêmement nette des glandes tubulées de la muqueuse formant, sur le bord même de l'ulcère, un bourgeonnement circonscrit.

De plus, la caverne sous-duodénale, qui fait suite à la perte de substance, montre de place en place des parois infiltrées d'éléments carcinomateux discrètement semés. Les adhérences qui réunissent la cavité sous-duodénale au foie sont denses, fibreuses, mais infiltrées en maints endroits par des colonies cellulaires suspectes sinon même nettement carcinomateuses.

Le foie est énorme, il pèse 3700 gr., dur, bosselé. Le grand épiploon, épaissi et rétracté, adhère au bord inférieur du lobe gauche du foie. Sur les coupes, le parenchyme hépatique apparaît farci de nodules cancéreux, miliaires, innombrables, blancs, rosâtres, très mous.

A la surface inférieure du lobe droit, immédiatement au voisinage de la vésicule biliaire normale, existe une tumeur piriforme, sorte de poche longue de 8 à 10 centimètres environ, effilée, rappelant tout à fait un moluscum pendulum — Ce kyste est rempli de liquide et flotte, libre d'adhérences, dans la cavité péritonéale — Le liquide qu'il contient est clair.

Sur les coupes du foie, l'organe paraît gorgé d'ilôts cancéreux, embolisés dans les rameaux de la veine porte. Les ilôts de trabécules hépatiques, encore reconnaissables, sont, pour un grand nombre, découpés par des placards fibreux et morcelés par une cirrhose insulaire, presque toujours en rapport direct de contiguïté avec les colonies cancéreuses intercalaires. Toutes les cellules cancéreuses semées dans le foie, sont des éléments polymorphes, peu volumineux, souvent multinucléées, mais n'ayant que très exceptionnellement l'allure de cellules cylindriques.

En examinant les veines sus-hépatiques, on reconnaît en plusieurs endroits que les parois de plusieurs grosses veines sus-hépatiques, sont envahies par des végétations cancéreuses adjacentes. Il est même possible, en plusieurs points, de constater à l'intériéur de ces gros vaisseaux des saillies bourgeonnantes carcinomateuses, caractéristiques.

Le cœur (264 gr.), paraît sain et sauf en un point (face postérieure du ventricule gauche) au-dessous de l'épicarde où l'on trouve un noyau cancéreux greffé, ayant la grosseur d'un petit pois. Ce noyau cancéreux forme une colonie totalement couverte par l'épicarde qu'elle envahit incomplètement de dedans en dehors, et sur une très petite surface. A ce niveau le péricarde est intact, sans fausse membrane, sans aucune adhérence.

La tumeur faisant saillie à la surface du péricarde, il en résulte l'existence de certaines dépressions du feuillet épicardique. Dans ces sortes de culs-de-sacs ainsi formés par le relief de la tumeur en face de la séreuse encore normale, la couche endothéliale, recouvrant la partie saine de l'épicarde, a subi une irritation légère chronique se caractérisant par la tuméfaction hypertrophique du revêtement endothélial. Les cellules semblent se multiplier en même temps qu'elles s'épaississent et se relèvent. Leur noyau d'aplati, fusiforme, parallèle à la surface, devient globuleux, plus arrondi et devient perpendiculaire à la surface de la séreuse normale. Le protoplasma cellulaire s'épaissit et donne ainsi à l'ensemble de la région l'impression d'un pavage uniforme de cellules cubiques tout à fait comparable aux manifestations qui se passent dans les alvéoles pulmonaires au voisinage des lésions chroniques (retour des épithéliums alvéolaires à l'état fœtal). Le tissu fondamental de l'épicarde, sous-jacent à la lésion précédente est manifestement épaissi.

La tumeur est constituée d'une manière générale par un squelette conjonctif fibroïde dans les mailles duquel se sont accumulées d'innombrables colonies cellulaires épithéliales carcinomateuses.

Ces cellules, peu volumineuses, polymorphes, accumulées dans un grand désordre, ont un protoplasma clair assez discret. En quelques points on reconnaît sans peine la localisation intra-capillaire de certaines masses cancéreuses. Il n'existe aucune trace d'ilôts musculaires en voie de destruction à l'intérieur de la masse cancéreuse. La périphérie de la tumeur est occupée par une coque fibreuse assez discrète, mais uniformément répandue autour de la masse dans les points ou la tumeur n'affleure pas directement à l'épicarde. On ne trouve pas davantage trace d'ilôts musculaires.

Les faisceaux musculaires adjacents à la tumeur sont très amincis, effilés, nettement comprimés par la masse volumineuse qui appuie sur eux. Leur noyau s'allonge comme les fibrilles striées qui les entourent. Au voisinage du bord déprimé, qui limite la saillie de la tumeur du côté de l'épicarde, les fibres musculaires du cœur sont en grande partie vasculaires, tuméfiées, remplies vraisemblablement de graisse. A ce niveau les noyaux musculaires sont déformés, un certain nombre très vésiculeux, quelques-uns en caryolise évidente.

Dans le reste du cœur un grand nombre de faisceaux musculaires sont gorgés de pigment brun avec d'énormes noyaux en voie de vacuolisation.

On ne trouve nulle trace d'autre embolie cancéreuse intra-cardiaque. L'endocarde est intact, ainsi que le reste du péricarde.

La rate (360 gr.) volumineuse, est gorgée de noyaux cancéreux dont les dimensions varient depuis un grain de millet jusqu'à une grosse noix.

Au sommet de la rate existe un kyste de la grosseur d'une noix. Il s'agit probablement d'une masse cancéreuse ramollie. En effet, sur les coupes microscopiques, il est facile de constater que la paroi du kyste contient des masses carcinomateuses très lâches, cloisonnées d'alvéoles très irréguliers. Quelques tractus fibreux, flottant dans la cavité du kyste, contiennent en outre un nombre considérable de pigment brun hémoglobinique.

Les plus petits des noyaux cancéreux, semés dans la pulpe splénique, sont logés au milieu de lacs sanguins dont les globules rouges s'entremêlent directement avec les cellules cancéreuses. A peine formées, ces petites masses cancéreuses s'entourent d'une mince paroi fibreuse.

Le reste de l'autopsie ne présente aucun intérêt au point de vue du cancer.

On note seulement l'absence de rein gauche et la présence dans l'intérieur du rein droit d'un fibrome lamellaire contenant quelques tubes erratiques paraissant malformés.

Aucune trace de tumeur cancéreuse dans le rein.

OBSERVATION II. (inédite)

Communiquée par M. LETELLE

Sarcome mélanique du foie, sarcomatose secondaire du cœur, du poumon gauche et du pancréas..

Boiss.... Camille, 56 ans, entre à la fin de janviers 1897, dans le service de M. Letulle pour une affection chronique du foie considérée d'abord comme une cirrhose hypertrophique. Le malade meurt le 1er février, 10 jours après son entrée.

A l'ouverture de l'abdomen, il s'échappe une quantité notable de liquide hémorrhagique, sans fausses membranes fibrineuse. Le foie apparaît énorme. Il est envahi dans sa masse par une tumeur sarcomateuse mélanique. Son poids est de 7 kilos, 700. Ses dimensions sont : longueur 37 centimètres, largeur 40 centimètres, hauteur 13 centimètres. Le lobe droit est presque entièrement occupé par une masse noirâtre qui, sur une coupe, occupe une hauteur de 35 centimètres de hauteur sur 11 de large. Cette tumeur représente à elle seule à peu près la moitié de la totalité du foie. On reconnaît qu'il s'agit d'un sarcome mélanique à ce que sur le fond gris rosé général de la tumeur apparaissent, de place en place, quelques taches noires, tantôt à la surface de la tumeur, tantôt à sa profondeur. En outre, dans le reste du foie, les noyaux disséminés dans le parenchyme sont, pour quelques-uns, totalement mélaniques. La plupart des autres ont une couleur gris fer.

La rate est petite, ferme, entourée de quelques placards de périsplénite. La pulpe sphénique est pâle et ferme. Poids, 170 gr.

Le rein gauche (200 gr.) montre dans son atmosphère adipeuse un petit noyau sarcomateux blanchâtre, deux petites tumeurs sarcomateuses noirâtres et une troisième blanchâtre logées à la face antérieure.

Le rein droit (150 gr.). La capsule se détache facilement et met à nu un grand nombre de noyaux sarcomateux miliaires. Le poumon gauche (450 gr.) est un peu congestionné, emphysémateux. Le parenchyme pulmonaire est parsemé, de place en place, de nodules noirs d'anthracose. A la face diaphragmatique du poumon, au milieu même de cette surface, flotte un petit noyau sarcomateux pédiculisé, implanté directement sur la plèvre viscérale. Cette tumeur blanchâtre montre son centre mélanique noirâtre.

Le poumon droit (850 gr.) est retenu par des adhérences anciennnes. A la partie postérieure du lobe supérieur deux noyaux sarcomateux se montrent incrustés dans le parenchyme pulmonaire quoique saillant à la surface de ce poumon. Les ganglions du hile sont anthoracosiques mais non sarcomateux.

Péricarde. — Le péricarde pariétal est intact. L'épicarde est, au contraire, parsemé de noyaux sarcomateux blancs, gris, noirs, suivant les cas. Les coupes perpendiculaires, à la surface de ces noyaux, montrent qu'il s'agit bien de greffes épicardiques pénétrant dans l'épaisseur du myocarde particulièrement au niveau du ventricule gauche.

Cœur (300 gr.). — Sur les coupes du ventricule gauche on trouve plusieurs noyaux sarcomateux, blanchâtres, à côté desquels quelques nodules tout à fait noirs existent également.

A l'ouverture du ventricule droit on rencontre un nodule sarcomateux logé en pleine couche musculeuse. De plus, à la partie la plus élevée de la cloison interventriculaire se montre une tumeur de la grosseur d'une noisette, pédiculisée, blanchâtre, sillonnée à sa surface par de gros vaisseaux veineux. Le reste de l'endocarde pariétal du cœur droit est semé de nombreux petits nodules sarcomateux, les uns d'un blanc laiteux, les autres gris ou tout à fait noirs.

Les valvules des deux cœurs sont remarquablement intactes.

Le tube digestif est normal. Le mésentère contient quelques petits noyaux sarcomateux mélaniques, logés dans son épaisseur. Le pancréas est entouré, dans toute son étendue, surtout au niveau de sa tête, par des masses sarcomateuses mélaniques, manifestement développées dans des ganglions lymphatiques. Presque toutes ces masses mélaniques pénètrent d'une manière très apparente dans la glande pancréatique et envahissent les acini glandulaires.

Le reste de l'autopsie, qui a été pratiquée avec soin, ne montre que deux détails importants à noter : une thrombose ancienne du tronc de la veine porte, l'examen à l'œil nu ne permettant pas d'établir la nature sarcomateuse ou non de cette oblitération ; 2° l'absence du globe oculaire droit. Aucune lésion sarcomateuse n'existait dans le tissu cellulaire rétro-orbitaire non plus que dans les ganglions de la région cervicale.

De l'observation précédente il résulte la certitude presque absolue qu'il s'agissait d'un sarcome mélanique généralisé, secondaire à un sarcome de même nature de l'œil opéré à une époque indéterminée.

L'examen microscopique du cœur confirme le diagnostic fait à l'œil nu.

Sur les coupes du cœur, portant sur les régions envahies par les masses sarcomateuses les moins volumineuses, on constate que le siège de ces tumeurs est variable suivant les points. Les unes, en effet, occupent la surface de l'épicarde, et s'infiltrent plus ou moins profondément dans les couches superficielles du myocarde sous-jacent à l'épicarde, les autres font saillie à la surface de l'endocarde et sont manifestement à cheval sur cette membrane séreuse et sur les couches musculeuses immédiatement sous-jacentes; d'autres, enfin, sont infiltrées soit en pleine couche musculeuse, loin des séreuses, soit dans le tissu cellulo-adipeux sous-épicardique. Les nodules sarcomateux logés dans l'épicarde se présentent sous forme de masses arrondies ou ovalaires constituées essentiellement par des amas de cellules peu volumineuses fusiformes, irréguliers, munis d'un protoplasma assez peu abondant, clair, pourvu ou non de grains mélaniques. Les cellules néoplasiques se disposent en faisceaux peu volumineux, souvent très régulièrement groupés autour des vaisseaux capillaires et veineux. Un certain nombre de ces vaisseaux eux-mêmes, semblent limités par les traînées sarcomateuses. Les tumeurs saillantes à la face interne de l'épicarde ont manifestement dissocié dans leur profondeur les couches musculeuses. Là, en effet, les fusées sarcomateuses ont dissocié d'une manière très visible les faisceaux musculaires. Un certain nombre de ces derniers se montrent encore bien reconnaissables, surtout lorsqu'ils sont couchés dans le champ de la préparation. Les cellules musculaires s'y montrent extrêmement amincies, fusiformes. Leurs noyaux sont amincis, allongés, vivement colorés par l'hématoxyline, non vésiculeux. Les fibrilles striées montrent leur situation longitudinale qui est très accusée et conservent longtemps encore une striation transversale assez nette. Un petit nombre des granulations pigmentaires brunes persiste aux deux extrémités du noyau. La coloration de ces grains pigmentaires, jaune brunâtre, se différencie assez aisément des grains de pigment mélanique infiltrés dans les cellules sarcomateuses voisines : le pigment mélanique est beaucoup plus sombre que le pigment brun des cellules cardiaques.

Les îlots sarcomateux logés en plein muscle occupent, lorsqu'ils sont encore petits, les interstices musculaires. Ils ne tardent pas à diffuser plus loin et s'infiltrent alors dans le tissu interfasciculaire qui sépare les unes des autres les cellules musculaires. Là la lésion est des plus caractéristiques. Les cellules sarcomateuses dissèquent pour ainsi dire une à une chacune des cellules musculaires et l'enserrent en l'écrasant.

D'ordinaire alors, le pigment reconnaissable sur ces points n'est que du pigment brun intra-musculaire, les cellules sarcomateuses, même lorsqu'elles sont volumineuses, étant encore trop jeunes pour posséder dans leur protoplasma trace de pigment mélanique. Aucun des vaisseaux sanguins logés dans les régions tumorales ayant envahi le cœur n'est thrombosé et l'on ne trouve sur aucune des coupes, traces de foyers hémorrhagiques quelconques pas plus que de réactions inflammatoires exsudatives.

Dans le foie, les tumeurs sarcomateuses paraissent pour la plupart beaucoup plus anciennes que dans le cœur. Les nodules qu'elles forment sont constitués par des faisceaux de cellules fusiformes, volumineuses, allongées dont un grand nombre sont mélanifères. Sur beaucoup de points, des amas de pigment mélanique se sont déposés dans les interstices de la tumeur. Enfin le squelette conjonctif qui sert de gangue à un certain nombre de ces nodules sarcomateux est souvent induré fibroïde, lamellaire.

Observation III (inédite)

Communiquée par M. **Nattan-Larier,**

Examen histologique par M. **Letulle**

Cancer de l'œsophage avec propagation à l'oreillette droite.

L'observation du malade n'a pas été recueillie. La pièce a été directement envoyée au Laboratoire d'Anatomie pathologique dans un état de conservation remarquable. Elle était constituée par la tumeur elle-même et par la portion de l'oreillette droite qui lui était adjacente. La tumeur, d'une longueur de 4 centimètres sur 2 centimètres 1/2 de largeur, présente une surface légèrement exulcérée et la coupe montre l'envahissement des tuniques de l'œsophage par un tissu blanc, dur, relativement pauvre en sucre. Quelques ganglions

sont adjacents à la tumeur et sont manifestement envahis par le can
cer.

L'adhérence entre la tumeur et l'oreillette droite est absolument intime. Sur une coupe d'ensemble on ne peut distinguer la séparation entre l'œsophage et la paroi musculaire du cœur, mais dans ce tissu, d'une épaisseur de 3 centimètres environ qui vient affleurer l'endocarde, sans toutefois l'ulcérer, on distingue encore les fibres musculaires de l'oreillette dissociées du milieu du tissu néoplasique.

L'examen histologique a été fait par M. Letulle.

Sur les coupes microscopiques, l'impression donnée par l'examen à l'œil nu se trouve largement confirmée. Les masses cancéreuses s'infiltrent parmi les faisceaux musculaires du cœur dont les couches superficielles se trouvent dissociées si largement qu'il faut les chercher au milieu des placards carcinomàteux. Une mince bande de fibre musculaire sous-jacente à l'endocarde demeure totalement indemne sur une épaisseur de 2 millimètres environ.

Une zone de tissu conjonctivo-vasculaire assez épaisse sépare les dernières colonies cancéreuses de cette bande musculeuse encore intacte. Quel que soit le point examiné des régions envahies par le cancer, il est facile de reconnaître la nature des lésions. Il s'agit d'un carcinome alvéolaire constitué par de volumineuses cellules polymorphes munies de plusieurs noyaux souvent arborescents dont un certain nombre sont en mytose évidente. Le protoplasma de ces cellules, très volumineux, souvent vasculaire, n'est pas crénelé sur ses bords, mais il subit, pour un certain nombre d'éléments, une modification histo-chimique profonde qui lui donne, par exemple, à la suite de l'action de l'éosine, une couleur variant du gris jaune pâle au rose le plus vif. Les bourgeons ainsi formés par ces végétations cancéreuses montrent, de place en p'ace, d'énormes cellules géantes épithéliales pouvant contenir une vingtaine de noyaux. Le tissu interstitiel formant la gangue des alvéoles cancéreuses est constitué par des travées connectives denses et généralement très vasculaires. C'est au milieu de ces travées que, de place en place, on parvient à reconnaître, souvent d'une manière très difficile, les traces de quelques rares faisceaux musculaires encore isolables au milieu des boyaux carcinomateux, Ces ilots musculaires se montrent sous forme de petits blocs rosâtres (éosine et hématotyline) brillants, dépourvus pour la plupart de noyaux musculaires et ne présentant plus l'aspect strié caractéristique. Il s'agit manifestement de masses musculaires en voie de résorption.

Plus profondément, dans les régions où la dissociation musculaire par les masses cancéreuses est en train de s'effectuer, l'aspect des parties est bien différent. Les traînées de cellules cancéreuses semblent s'y infiltrer en même temps qu'un grand nombre de leucocytes, mononucléaires pour la plupart. Les faisceaux musculaires s'allongent, s'amincissent ; leurs cellules striées constitutives réduisent leurs noyaux qui deviennent très plats, presque à la façon des noyaux des cellules musculaires lisses, le protoplasma contractile conservant et ses affinités colorantes pour l'éosine, et longtemps encore la striation transversale.

Les couches musculeuses les plus profondes de l'œsophage, infiltrées également de cancer, demeurent notablement distantes de la zone cardiaque à proprement parler, du cancer.

La compression, qui s'exerce ainsi sur les fibres contractiles par le voisinage des colonies cancéreuses, s'accompagne, à n'en pas douter, d'une action trophique complexe rendue évidente par la multiplicité des cellules lymphatiques épanchées dans tous les interstices musculaires, que ces derniers soient ou non distendus par les cellules cancéreuses.

Ces cellules du carcinome elles-mêmes ont des dimensions beaucoup moins considérables en général que les parties anciennement envahies et correspondant à la surface du cœur. Sur quelques points enfin, les couches musculeuses, déjà en voie d'atrophie, mais toujours infiltrées par les leucocytes interstitiels, semblent encore indemnes, quant à l'envahissement cancéreux. Dans la couche musculeuse intacte qui correspond, comme on l'a vu, à la région sous-endocardique, les fibres musculaires striées mesurent en moyenne 28 μ 1/2

Observation IV.

*Lymphadénome généralisé du péritoine avec noyaux dans les plèvres
et le péricarde. — Marche suraiguë.*

Parmentier et Bensaude (*Société Anatomique*, mars 1895).

Jean B..., 39 ans, menuisier, entre le 25 février 1895 salle
Behier, hôpital Saint-Antoine, dans le service du professeur Hayen.

Chez ce malade, sans tare personnelle ni héréditaire, il s'est développé en deux mois un lymphadénome généralisé du péritoine avec
noyaux dans les plèvres et le péricarde.

L'affection a présenté deux phases : une phase pleuro-péricar-
dique qui a duré une semaine et une phase péritonéale, en apparence
secondaire, qui s'est prolongée environ deux semaines. Les phéno-
mènes généraux ont consisté dans l'anorexie, perte des forces,
anémie prononcée sans fièvre. La terminaison fatale a été hâtée par
une hémorrhagie intra-péritonéale qui s'est produite à l'occasion
d'une paracentèse abdominale.

A l'autopsie, on est frappé, à l'ouverture de l'abdomen, de l'aspect
du grand épiploon. Infiltré en totalité par la néoplasie, il forme
un énorme tablier blanchâtre, épais, rigide, recouvrant entièrement la masse intestinale. La forme du grand épiploon est conservée.
Il n'est ni plissé ni ratatiné. La surface est lisse, les bords irrégulièrement découpés, le diamètre vertical mesure 48 centimètres, le
diamètre transversal de 30 cent., et l'épaisseur de 4 cent. Le
poids est de sept livres. A la coupe, le tissu néoplasique est dur,
blanc, lardacé, et donne un suc abondant au raclage.

La mésentère présente un aspect analogue à celui du grand
épiploon.

Le péritoine viscéral et pariétal est recouvert de nodosités. Le
diaphragme est parsemé sur ses deux faces de noyaux néoplasiques.

. Les plèvres contiennent un liquide hémorrhagique, présentent quelques adhérences et deux noyaux néoplasiques sur le feuillet viscéral.

Péricarde. — Il y a une petite quantité de liquide citrin sur le feuillet pariétal et, à la partie postérieure, quelques rares granulations néoplasiques. Le feuillet viscéral offre une grande plaque laiteuse (volume d'une pièce de deux francs) à granulations framboisées sur la face antérieure du ventricule droit, au-dessous de l'embouchure de l'artère pulmonaire. De cette plaque laiteuse, partent deux gros troncs lymphatiques injectés, blanchâtres.

Cœur augmenté de volume, myocarde et endocarde indemnes.

Histologiquement, sur les coupes, la tumeur est constituée par de petites cellules arrondies, granuleuses, contenant un seul noyau. On y observe aussi de rares cellules, plus volumineuses à noyaux multiples. Ces éléments sont contenus dans un stroma réticulé, à travées fines, qui rappelle la disposition des ganglions lymphatiques.

OBSERVATION V.

Lymphadénie généralisée, rate, ganglions, médiastins, séreuses, lymphadénome miliaire du foie, lymphadénome massif du rein.

TAPRET et MACAIGNE (*Bull. de la Société Anatom.*, mars 1895).

Jean B..., âgé de 36 ans, chauffeur, entre le 23 janvier 1895 dans le service de M. le docteur Tapret, salle Bichat, n° 31, à l'hôpital Saint-Antoine.

Le malade avait eu des épistaxis abondantes. Il présente de la dyspnée, des hémorrhagies multiples, une hypertrophie des ganglions lymphatiques dans les régions habituelles, creux sus-claviculaire, aisselles, aînes. Le gonflement de la face et des veines du bras font supposer que les ganglions du médiastin sont aussi en jeu. Globules rouges : 3.720.000. Globules blancs : 80.000, soit 1/40. — Mort.

Autopsie. — En ce qui concerne le médiastin, on trouve une masse grosse comme le poing englobant les vaisseaux et les nerfs, qui occupe le médiastin antérieur ainsi que le péricarde. Elle s'étale en nappe en s'amincissant de plus en plus à la surface du péricarde.

Cœur et péricarde. — Le péricarde contenait environ 3/4 de litre de liquide hémorrhagique, sans coagulation. Aucune production néoplasique sur le péricarde pariétal, qui est blanc, fibroïde, souple, mais à la surface du cœur en différents points et principalement sur la face antérieure, le péricarde présente des nodosités d'un volume variant d'une tête d'épingle à une lentille, isolées ou réunies, et formant alors de petits placards chagrinés ou mamelonnés.

La coupe du myocarde ne présente rien d'anormal. Au niveau des nodosités les plus grandes, on voit le myocarde couvert d'une faible zône grisâtre, répondant à la nodosité et envoyant dans le myocarde de fins tractus gris, vite épuisés.

L'examen histologique a été fait au niveau d'une des plus grosses nodosités qui mesurait le diamètre d'une lentille et une épaisseur d'environ deux millimètres.

La coloration par l'hématoxyline et l'éosine donne des résultats remarquables de netteté. A un faible grossissement on voit tout d'abord que le péricarde, sur toute l'étendue de la coupe, est doublé d'une zone appréciable de petites cellules rondes, zone qui prend un grand développement pour constituer la nodosité, celle-ci étant 4 à 5 fois plus épaisse que la nappe étalée sous le péricarde viscéral.

Cette nappe embryonnaire, qui enveloppe ainsi le myocarde, envoie dans les interstices musculaires des prolongements de même nature et d'autant plus gros que l'interstice est plus important et contient des vaisseaux de calibre notable. Mais, à mesure qu'on pénètre dans le myocarde on voit diminuer de volume et disparaître ces travées de tissu embryonnaire dont l'analyse exige un plus fort grossissement.

Tout d'abord la nappe sous-péricardique est manifestement du tissu adénoïde riche en petites cellules et possédant un réticulum bien visible à la moindre dissociation. Ces cellules rondes englobent tous les éléments normaux qui cheminent à la surface du péricarde, c'est-à-dire les troncs nerveux et les vaisseaux sans les altérer ou en dissociant simplement les faisceaux de leur enveloppe conjonctive. Tout à fait à la surface, se voient les grandes cellules polygonales à gros noyau de revêtement péricardique.

Le myocarde, dans plus de la moitié de son épaisseur à partir de la surface, est envahi par une infiltration embryonnaire abondante, disposée en bandes irrégulières plus ou moins épaisses et se ramifiant en tous sens avec une telle abondance que chaque fibre musculaire possède pour ainsi dire une enveloppe de lymphocites. Les bandes d'infiltration sont surtout accentuées dans les zones qui possèdent vaisseaux, elles se ramifient en suivant les branches vasculaires.

Quant aux fibres du myocarde, leur état dépend de l'abondance des cellules qui les englobent. Tantôt elles semblent normales, étant seulement limitées par une mince traînée cellulaire; souvent et surtout vers la surface, la fibre, étouffée par l'abondance de l'infiltration, s'atrophie en gardant son noyau et sa situation, mais finalement disparaît ne laissant à sa place qu'un petit amas de protoplasma sans noyau.

L'accumulation de cellules rondes, en certains points, répond vraisemblablement à la disposition d'un certain nombre de fibres musculaires.

La lésion s'atténue progressivement et s'éteint vers le milieu de la coupe du myocarde, les traînées embryonnaires étant de plus en plus minces et de plus en plus rares. La nature adénoïde de cette prolifération se retrouve non seulement dans les nodosités superficielles, mais aussi dans les petits tractus qui séparent les fibres musculaires.

D'après MM. Tapret et Macaigne, la tumeur du médiastin aurait été la lésion initiale.

OBSERVATION VI

*Un cas de sarcome mélanique. — Sarcome secondaire du cœur. —
Néphrite toxique.*

DELHERM et LAIGNEL-LAVASTINE (*Société anat. 1903*)

Mme Aline B..., âgée de 23 ans, ménagère, entre le 21 décembre 1902, à l'Hôtel-Dieu, salle Sainte-Anne, n° 33, dans le service de notre maître, M. le Professeur agrégé Ballet.

En orthopnée, très obnubilée, elle peut à peine dire quelques mots. Elle a accouché il y a 5 mois.

Depuis, elle est très souffrante. Son ventre et ses jambes ont progressivement augmenté de volume, on constate de l'ascite libre et abondante, de l'œdème des jambes, assez ancien dur et blanc. Le pouls est filiforme. Le cœur, dont les bruits paraissent lointains, bat à 130. La température centrale est de 37° 2. On enteud des râles sous crépitants aux deux bases pulmonaires. L'urine contient 10 grammes d'albumine par litre.

On fait d'urgence la ponction de l'ascite, on retire 8 litres de liquide jaunâtre floconneux, se prenant assez rapidement en gelée. Le 22, l'état s'est encore aggravé.

On pose le diagnostic de néphrite et d'anémie.

Un examen complet de la malade montre, en outre, deux nodules bleuâtres sous-cutanés, l'un gros comme un haricot, à droite de l'ombilic, un autre gros comme un pois caché par les cheveux dans la région pariétale gauche du crâne. La mort survient le 23 décembre, à 2 heures du matin.

Autopsie le 24 décembre, 32 heures après la mort.

Les nodules cutanés apparaissent après section de la peau noirâtres, durs au toucher, nettement distincts des tissus avoisinants. Le nodule situé près de l'ombilic pèse 3 grammes.

A l'ouverture du thorax, le cœur, par son hypertrophie (760 gr.), attire l'attention.

Le cœur gauche est d'aspect normal, mais le droit paraît considérablement augmenté de volume. Il est dur et déformé. A l'ouverture des cavités gauches, on ne voit rien d'anormal, mais la section de la paroi ventriculaire droite montre l'existence d'une masse noire, épaisse de 6 à 7 centimètres qui fait corps avec la paroi et qui s'est imfiltrée sous l'endocarde, de telle sorte que celui-ci est séparé du myocarde dont les faisceaux internes sont dissociés par la tumeur. Cette tumeur est dure, mais la section laisse s'écouler un suc noirâtre, marc de café. L'orifice mitral est normal de même que la valvule. Un pilier d'une des valves contient un nodule noir. Sur la face postéro-interne de l'oreillette droite existe un champignon composé d'un gros nodule pédiculé, du volume d'un marron, et une masse sessile un peu plus volumineuse présentant une forme irrégulièrement arrondie. A quelques millimètres en avant s'aperçoit. vers l'endocarde, une papule noire de 3 millimètres de diamètre.

Le poumon droit (380 gr.) petit, aplatit, comme carnifié, surnage dans l'eau.

Le poumon gauche(500 gr.) a les mêmes caractères, au niveau du hile sont des ganglions envahis par la mélanose. Le foie (1950 gr.), surtout hypertrophié dans son lobe droit, a un aspect granité et est dur à la coupe.

Sur les coupes on constate une pigmentation brune, diffuse, sans nodule nulle part.

La rate (140 gr.) petite et dure, longue de 10 centimètres sur 7 de large, n'a rien d'anormal.

Le pancréas (125 gr.) paraît normal.

Les reins (droit 200 gr., gauche 130 gr.) à aspect multilobé, sont d'un volume normal et congestionnés.

Dans le petit bassin, l'utérus, les trompes et l'ovaire gauche paraissent sains. L'ovaire droit, au contraire, est profondément atteint. Du volume d'un œuf de poule (100 gr.) de forme irrégulière, de couleur noire, il apparaît à la coupe presque exclusivement formé d'un magma gélatineux et diffluent, couleur chocolat. L'examen histologique a porté à l'état frais, sur la tumeur mélanique et après fixation au formol, durcissement à l'alcool et inclusion à la celloïdine sur la peau, le cœur, l'ovaire, le foie, le rein et le cerveau.

Dissociation de la tumeur à l'état frais. On voit dans la glycérine, sans coloration, des cellules assez volumineuses (15 à 20 μ) rondes ou ovales, bourrées de granulations brunes. Ces granulations gonflent quelques cellules au maximum et en hérissent quelques-unes à ce point qu'elles prennent la figure de châtaignes garnies de leur écorce. Entre les cellules sont de nombreuses granulations libres.

Sarcome mélanique de la peau. Au niveau d'un nodule cutané des coupes colorées à l'hémateine-éosine montrent l'épiderme intact, des vaisseaux très dilatés et dans la partie superficielle du derme des masses pigmentaires tellement confluentes qu'on ne peut étudier leur structure. Sur les coupes ou les masses pigmentaires sont moins tassées, à la périphérie de la tumeur, on remarque, dans le derme des îlots formés de cellules ovales à noyau fortement coloré en bleu. La périphérie de ces îlots est occupée par des cellules de même forme mais plus volumineuses et pigmentées. Les unes sont uniformément pigmentées, d'autres ont seulement des granulations éparses dans leur protoplasma. Toutes les cellules à pigment ont leur noyau pigmenté tandis que les cellules dont le noyau se colore fortement en bleu n'ont pas de pigment.

Après action prolongée de l'eau oxygénée à 12 volumes, qui a la propriété de décolorer la mélanine, on constate l'identité des cellules dépigmentées avec les cellules sarcomateuses. Les cellules ont le type fuso-cellulaire.

Sarcome mélanique du cœur. Des coupes du pilier tricuspidien, perpendiculaires à un grand axe, montrent au milieu des fibres musculaires saines un noyau sarcomateux constitué par des cellulés avec ou sans pigment, ovales ou arrondies. Entre les cellules sarcomateuses et les fibres musculaires sont de nombreuses cellules rondes, indice d'une réaction inflammatoire. M. Cornil a insisté sur cette réaction inflammatoire autour des néoplasies.

Sarcome mélanique de l'ovaire. L'aspect de la tumeur est absolument l'analogue de celle du cœur. Seule persiste une partie de la substance corticale de l'ovaire.

Infiltration mélanique du foie. Les coupes du foie, avant comme après action de l'eau oxygénée, sont très intéressantes. En plus d'hémorrhagies en îlots dessinant des contours géographiques dans les régions périportales et d'une légère inflammation périsushépatique, le foie est infiltré dans toute son étendue par une véritable mélano-sarcomatose diffuse.

Avant action de l'eau oxygénée, le foie paraît avoir subi une injection pigmentaire expérimentale par la veine porte. En effet, en plus du pigment qui se trouve dans les épanchements sanguins, quand on étudie en lobule hépatique, on voit nettement que le pigment qui infiltre les capillaires intertrabéculaires est d'autant moins abondant que l'on s'éloigne des régions périportales, où les capillaires sont très dilatés, pour gagner les régions périsushépatiques où les capillaires sont normaux.

Après action de l'eau oxygénée, ou voit nettement, entre les trabécules hépatiques, des traînées de cellules sarcomateuses qui s'infiltrent à la façon d'agents infectieux.

Néphrite toxique. — La substance medullaire est normale. Dans la substance corticale, les coupes du rein montrent les glomérules normaux ainsi que les anses de Heule. Il n'en est pas de même des tubuli contorti.

Les cellules de Heidenhain ont bien leurs noyaux colorés, mais leur protoplasma, qui apparait clair et mal coloré, présente des boules sarcodiques qui se déversent dans la lumière du tube. Il en résulte que, selon le stade du processus, les cellules sont plus ou moins abrasées et ont leur bord interne anguleux ou formé d'arcs de cercle.

Cerveau. — Des coupes des lobules paracentraux faite à l'hémateine éosine de Nissl ne montrent aucune embolie pigmentaire et aucune lésion des cellules pyramidales.

Conclusion. — En somme, on pent concevoir les choses de la façon suivante. De la tumeur primitive vraisemblablement cutanée et développée sur un nœvus pigmentaire, la sarcomatose mélanique a envahi le cœur, l'ovaire et le foie. Sont dignes d'êtres notées : la jeunesse de la malade, l'intégrité des yeux, l'allure urémique de la

maladie. Deux points à mettre en relief : les volumineuses tumeurs
mélaniques du cœur droit et la sarcomatose mélanique diffuse du
foie sans tumeur.

OBSERVATION VII.

Carcinome métastatique du cœur gauche. — *Société Belge d'anatomie
pathologique*. — Rapporté par la *Presse Médicale* (9 janvier 1897).

M. V... François présente un cœur rencontré à l'autopsie d'une
femme qui a succombé à l'hôpital Saint-Jean, aux suites d'un
carcinome utérin.

L'intérêt tout spécial de cette pièce réside dans la présence de
noyaux carcinomateux myocardiques.

Ce cœur pèse 450 grammes. La périphérie, au niveau de la base
ventriculaire, mesure 24 centimètres. Le myocarde du ventricule
gauche mesure 15 millimètres.

Les muscles papillaires sont volumineux, les cordages tendineux
sont épaissis, les orifices valvulaires paraissent normaux, les lames
ont conservé leur souplesse, mais ont perdu leur transparence.

On trouve dans le parenchyme myocardique plusieurs noyaux
absolument blancs et friables, de forme arrondie et présentant la
dimension d'un petit pois.

Un fragment des noyaux carcinomateux a été durci dans le Müller,
traité dans la série des alcools, monté à la celloïdine et coloré au
carmin aluné de Grenacher. A l'examen de la coupe, on constate
que la tumeur n'est pas nettement isolée du tissu myocardique. Elle
envoie au sein de celui-ci des prolongements qui s'insinuent entre
les faisceaux des fibres-cellules.

La tumeur est formée d'un réseau de tissu conjonctif à un degré
d'organisation assez avancé.

Sous ce réseau, on trouve des travées de cellules polymorphes à gros noyaux très avides de carmin. La périphérie des tumeurs est formée d'éléments intacts, dont le centre est complètement nécrosé; les cellules perdent leur individualité, et les noyaux se colorent mal. Habituellement, les carcinomes du myocarde siègent dans le cœur droit.

Il est peu d'observations où ils se trouvent localisés dans le cœur gauche.

OBSERVATION VIII.

Métastase cancéreuse du cœur. — (WOOD, *New-York Pathol. Society in Medical Record*, 24 novembre 1900).

Absence de métastases cancéreuses en d'autres points. Le malade avait été opéré pour un épithelioma lingual. La tumeur ayant récidivé dans les ganglions sus-claviculaires, la mort avait été le fait de la compression trachéale. L'autopsie montrait une infiltration du cou et des ganglions du médiastin antérieur. Le cœur avait des noyaux métastatiques profondément situés dans le muscle et superficiellement dans la graisse le long des vaisseaux. Ils étaient vraisemblablement de nature embolique. Il n'y avait pas eu de symptômes cardiaques.

OBSERVATION IX.

Présentation de pièces provenant de l'autopsie d'un malade atteint de mélano-sarcome, par MM. LACAPÈRE et BABONNEIX (*Société Anatomique,* 18 juillet 1902, page 704).

H..., 43 ans, marbrier, entre, le 7 avril, à Saint-Antoine pour une tumeur de la région axillaire droite, tumeur qui a commencé à se développer il y a dix-huit mois environ.

Dans les antécédents de ce malade, on ne trouve qu'un seul incident important. Il y a dix ans, apparut au niveau de la quatrième vertèbre dorsale un noyau sarcomateux qui, en quelque temps, atteignit le volume d'une noix et prit une coloration noirâtre. Ce noyau fut enlevé chirurgicalement il y a quatre ans.

Peu après cette intervention, une seconde tumeur appparaissait à la partie inférieure de l'aisselle droite. Après être restée longtemps indolore et mobile, elle se prit à augmenter considérablement de volume et à occasionner des troubles fonctionnels du côté des membres supérieurs.

Lors de l'entrée à l'hôpital, la tumeur, du volume d'une grosse tête de fœtus, occupe la partie supero-latérale droite du thorax, elle est recouverte par la peau de l'aisselle fortement tendue et sillonnée de grosses veines et de nombreuses varicosités.

Elle est de plus semée çà et là de petits renflements dont quelques uns immédiatement sous-cutanés laissent apercevoir leur coloration noirâtre. La consistance générale est presque ligneuse.

Autour d'elle, et sur une étendue considérable, on aperçoit sous la peau un nombre considérable de petites tumeurs arrondies, noires ou ulcérées et recouvertes d'une croûte noirâtre. La tumeur paraît s'être développée aux dépens d'un des ganglions axillaires. On peut sentir en effet l'hypertrophie des ganglions voisins et celle des glanglions sterno-mastoïdiens. Il existe actuellement des troubles dans tout le membre supérieur droit.

Dans l'aisselle gauche, il existe des lésions analogues mais moins accentuées.

L'état général est profondément altéré. Le malade est amaigri, incapable d'aucun effort.

Son teint est plombé, il existe une anémie profonde (2,500.000 H par millimètre cube), et un léger degré de polynucléose. Ces troubles conduisent le malade à la cachexie. La mort survient le 19 juin 1902.

Autopsie. — La tumeur axillaire adhère assez fortement à la peau d'une part, aux plans profonds de l'autre. Elle est parcourue par des vaisseaux volumineux, dont l'ouverture donne issue à une énorme quantité de sang. Sur les coupes, on constate que cette tumeur n'est pas partout noire, comme on n'aurait pu s'y attendre. Il existe dans la profondeur, des parties absoluments blanches sans aucune pigmentation.

A l'ouverture de la cage thoracique, on constate tout d'abord la présence d'un épanchement pleural droit, assez abondant. Le cœur présente, sur sa surface extérieure, quelques noyaux mélaniques surtout apparents à la face postérieure de l'organe.

Il existe en particulier un noyau du volume d'un pois dans la partie postérieure du sillon interauriculo-ventriculaire immédiatement derrière le bord gauche du sternum. Il y en a un autre plus volumineux à la face postérieure de l'oreillette gauche. Après ouverture du cœur, on constate à la face interne de l'oreillette droite, la présence d'un petit noyau mélanique, de la grosseur d'un pois et qui paraît rattaché à la paroi par un très court pédicule et d'un autre noyau plus large, plus étalé à la partie inférieure de l'infundibulum. Le cœur gauche ne présente pas de lésions analogues. Il existe quelques plaques d'athérome du côté de l'aorte. Les deux poumons sont réunis l'un à l'autre par une tumeur volumineuse, arrondie, englobant tous les viscères du médiastin et se constituant, entre les faces internes des deux poumons, une loge dont les parois ne contractent des adhérences qu'avec des points bien limités avec leur contenu. Cette masse néoplasique noirâtre paraît développée aux dépens des ganglions péritrachéobronchiques.

Elle enserre, comme nous l'avons dit, tous les organes du médiastin : trachée, aorte et ses branches pneumogastriques, artères et veines pulmonaires, contractant avec ces différents organes une adhérence des plus intimes, Cette masse est surtout développée du côté du poumon droit, qu'elle comprime et atrophie. Sur la surface des poumons existent d'innombrables noyaux mélaniques souspleuraux, tous de petit volume et aussi des traînées de lymphangite mélanique parfois très accentuées.

Du côté de l'abdomen, le foie est augmenté de volume et présente, au niveau du lobe de Spiegel, une masse néoplasique assez volumineuse, mais bien limitée. Le reste du foie est intact. Il n'y a pas de noyaux superficiels ou profonds.

L'intestin et l'estomac sont normaux et les ganglions auxquels aboutissent les lymphatiques de ces organes ne présentaient aucune altération.

Les reins ne contenaient que quelques rares noyaux peu volumineux, mais la capsule graisseuse en contenait un assez grand nombre.

Les capsules surrénales sont intactes.

Du côté du cerveau, il n'existe aucune adhérence anormale des méninges. Mais l'examen successif des diverses circonvalutions a permis de découvrir à la partie antérieure, de la circonvolution du corps calleux, un ou deux noyaux mélaniques peu volumineux. Le reste du cerveau, de la protubérance et du bulbe, examiné sur des coupes, a paru normal. Rien du côté des yeux.

Nous avons fait des coupes des principaux organes envahis par la tumeur. Les plus intéressantes sont celles qui ont trait à la tumeur axillaire. Une coupe étendue de cette dernière, montre en effet deux parties voisines et cependant distinctes : l'une purement sarcomateuse et affectant l'aspect habituel, cellules conjonctives embryonnaires, surtout fusiformes, vaisseaux embryonnaires sans paroi, l'autre imprégnée de pigment mélanique.

Ce pigment est disposé en masses arrondies, contenant de préférence des vaisseaux volumineux remplis, eux aussi, de pigment et montrant ainsi le rôle des vaisseaux dans la généralisation de la tumeur. D'autres coupes montrent un ganglion mésentérique absolument intact à côté duquel apparaît un nodule mélanique.

Les nodules mélaniques du rein, comme ceux du cerveau, sont bien limités et laissent à peu près intactes les régions voisines.

Cliniquement, notre cas a évolué de façon classique : le mélanosarcome s'est développé au niveau d'une tumeur cutanée et, de là, s'est généralisé pour amener la cachexie en deux ou trois ans.

Anatomiquement, la multiplicité des noyaux et leur propagation à toutes les parties de l'organisme, indiquent l'intensité avec laquelle s'est faite la généralisation. C'est ici le moment de faire observer qu'au niveau de la tumeur axillaire, existait une zone étendue non mélanique, simplement sarcomateuse sans pigmentation.

Toutes les néoplasies secondaires ne sont donc pas forcément mélaniques, fait qui a été signalé par la majorité des auteurs et en particulier par MM. Cornil et Ranvier et par M. Sergent.

OBSERVATION X.

Un cas d'endothéliome de l'estomac avec généralisation (LEVISON, *Société Médicale de Cologne, in Münsch Medical Wochenschrift,* 9 avril 1901.

Uu an et demi avant l'entrée à l'hôpital, il y avait eu une hématémèse, depuis aucun trouble gastrique. Deux mois avant l'hospitalisation, s'étaient développés sur tout le corps, des nodules du volume d'une noisette, au niveau du cuir chevelu, du front, du thorax, du ventre, du dos, des bras. Il y en avait aussi sur la muqueuse buccale, les machoires, le rectum. Les tumeurs cutanées siégeaient dans le tissu sous-cutané, sur quelques unes la peau s'ulcèra, mais pas les muqueuses. L'examen d'une de ces tumeurs montra qu'il s'agissait d'un endothéliome, dont le point de départ était une petite tumeur du fond de l'estomac, n'ayant pas iutéressé la muqueuse. On en trouva dans l'intestin, les ganglions, la plèvre, l'épicarde et l'endocarde. Les tumeurs étaient formées de grandes cellules épithélioïdes, ayant une disposition alvéolaire dans les muqueuses. Les tumeurs avaient détruit les glandes, infiltré la musculeuse et la sous-séreuse. Le diagnostic anatomique était donc celui d'endothéliome.

Observation XI.

Cancer massif primitif du poumon avec lésions multiples (Beaufumé, *Société anat.*, 4 Juillet 1902).

Malade, ancien syphilitique avec glossite tertiaire, soigné dans le service de M. Oulmont et présentant un gros foie semblant donner une matité de 28 centimètres sur la ligne mamelonnaire droite. Vu les caractères du foie, l'évolution rapide en 3 mois, la cachexie, la dyspnée, la constatation d'un épanchement pleural hémorrhagique droit, on porta le diagnostic, de cancer massif du foie avec propagation à la plèvre et au ponmon.

L'autopsie montra un gros foie, seulement congestionné, pesant 2400 grammes ; un épanchement pleural hémorrhagique droit, un cancer massif primitif du lobe inférieur du poumon droit, avec envahissement du diaphragme et du péricarde ; un épanchement péricardique de 200 grammes environ, deux volumineux paquets ganglionnaires cancéreux du médiastin, un rétrécissement très marqué de la veine cave inférieure, une thrombose de la grande azygos, et enfin un anévrysme, du volume des deux poings, de l'aorte thoracique descendante ayant usé 4 corps vertébraux avec intégrité des disques intervertébraux.

Obsebvation XII.

Cancer seeondaire du myocarde.

(Civel et Lenoble, *Archives provinciales de Médecine*, 1er février 1899; p. 140).

Le nommé B... Pierre, âgé de 22 ans, ébéniste, entre le 3 juillet 1898, salle Saint-Côme, hôpital civil de Brest, dans le service de

M. le Dr Civel. C'est un jeune homme pàle, amaigri, d'aspect tuberculeux.

Il fait remonter le début de sa maladie à 7 ou 8 ans environ. Il ressentit d'abord de la gêne et de la douleur dans la région cardiaque. Son état a empiré depuis 3 ou 4 mois. A ce moment, s'est montrée à gauche du sternum, entre le quatrième et le cinquième espace intercostal, une tumeur qui a pris rapidement de l'extension.

Le 3 juin, cette tumeur avait le volume d'une bonne mandarine. Elle était rénitente, non fluctuante. La pression, à son niveau, n'était pas douloureuse. Elle ne présentait pas non plus de battements vrais ni communiqués, on ne pouvait la réduire par la pression. A son niveau, on constatait un bruit de souffle ayant son maximum vers la pointe couvrant la systole et la diastole et répondant très probablement à des frottements des deux feuillets pleuraux l'un contre l'autre. Pas de signes d'auscultation dans les poumons.

En présence de l'état général et des signes physiques, on porte le diagnostic d'abcès froid ayant probablement son origine dans la plèvre.

Le malade se décide à entrer à l'hôpital le 3 juillet 1898. La tumeur a un peu augmenté depuis un mois et le sujet présente une légère cyanose. Le pouls est bon. Pas d'albumine dans les urines.

Opération. — Le 4 juillet, on procède à l'opération. Une large incision transversale, faite entre la quatrième et cinquième côte, met à nu une tumeur solide, d'aspect sarcomateux, siégeant sous le pectoral. On resèque la quatrième et la cinquième côtes pour faciliter les manœuvres opératoires. La tumeur paraît occuper le péricarde ou la partie immédiatement voisine de la plèvre. La main sent le frémissement cardiaque. La maladie semble trop étendue pour qu'une intervention puisse être poussée plus à fond et on se contente, après en avoir extrait les parties les plus volumineuses, de refermer la plaie.

Pendant toute la durée de l'opération, l'hémorrhagie a été peu abondante.

L'auscultation du cœur, pratiquée de nouveau après l'intervention, fait constater que le bruit de souffle entendu précédemment a disparu.

Suites. — Le jour même, le malade s'est trouvé très soulagé. Il ne ressent plus la gêne précordiale qu'il éprouvait auparavant. Le pouls s'est relevé, l'appétit est revenu assez vite. Le pansement imbibé de sang a été changé le 5e jour.

Août 1898. — Depuis quelques jours l'état est redevenu moins favorable. L'anxiété respiratoire a reparu, le malade présente de l'œdème des membres inférieurs et de l'abdomen. Il est difficile de savoir s'il existe de l'ascite. Le facies est bleuâtre. On ne perçoit pas de bruit morbide au cœur. Il existe de l'obscurité respiratoire dans toute l'étendue du poumon gauche, surtout à la partie supérieure.

Un peu de sang s'échappe par la plaie de la poitrine. Dans la nuit du 6 au 7 août, le malade est pris de suffocation, rejette du sang par la plaie thoracique et la bouche et meurt rapidement.

Autopsie. — L'autopsie a été pratiquée le 8 août 1898.

La paroi abdominale est infiltrée. Sur le thorax, au niveau du 3me cartilage costal, existe une cicatrice cheloïdienne laissant s'échapper un mince filet de sang.

A la section du thorax, dans la région de la cicatrice, la peau fait corps avec la côte et les tissus sous-jacents. On tombe sur un tissu néoplasique qui infiltre les os, les cartilages, et laisse échapper du sang.

Le poumon droit s'isole assez facilement, on trouve quelques adhérences, d'ailleurs faibles, en arrière et au sommet. Il n'en est pas de même du poumon gauche, il est remplacé par une masse compacte, renfermant cœur, péricarde et poumon, intimement unie en avant aux parois costale et sternale. Il faut employer souvent le bistouri pour arriver à détacher le contenu thoracique.

A un examen plus approfondi, on constate, du côté droit, au niveau des adhérences signalées plus haut, un épaississement de la plèvre. On sent, à la palpation du sommet, un noyau assez dur, que la coupe montre, formé d'un amas de tubercules conglomérés, les uns ossifiés, les autres crétacés, tout autour existe une forte congestion et de l'œdème pulmonaire. Pas de dilatation bronchique. En

somme, il existe en ce point un foyer de broncho-pneumonie tuber-
culeuse.

A gauche, la plus grande partie du poumon est convertie en un
putrilage sanieux et saignant qui s'effrite sous le doigt et présente
au sommet une cavité anfractueuse renfermant de nombreux caillots.
En bas et en dedans, existe du poumon rempli d'air, en haut et en
arrière une languette pulmonaire relativement saine au niveau de
laquelle la plèvre est très épaissie. Sur la partie de l'organe qui
respire encore, on constate par transparence au-dessous de la plèvre
des amas arrondis ressemblant à des tubercules et empiétant légèrement sur la surface du poumon. Toute cette portion est fortement
œdématiée. Il faut chercher le cœur avant de le trouver. Le péricarde
perdu au milieu de la masse précédente est sain. Le cœur lui-même
n'offre pas d'altération. Les valvules fonctionnent bien. Le myocarde
est mou, mais de couleur normale.

L'aorte est saine, mais semble plus petite que normalement. A
l'ouverture de l'abdomen, il s'écoule une forte proportion de liquide
ascitique (4 à 5 litres environ). Les intestins ne présentent rien de
particulier.

Le foie déborde les fausses côtes de quatre travers de doigt. La
surface extérieure ne présente à première vue aucune infiltration
néoplasique. A la coupe, aspect du foie muscade.

Les reins offrent tous les deux le même aspect un peu gros, se
décortiquent facilement et sont congestionnés. La rate est plus
grosse que normalement. On a conservé dans le Müller des fragments du poumon gauche (partie inférieure et supérieure) et des
fragments du myocarde.

Examen histologique. — Fixation dans le Müller, durcissement
dans l'alcool, inclusion dans la celloïdine, coloration à l'éosine et à
l'hématoxyline.

Poumon droit. — A un faible grossissement, il est très congestionné. A côté d'alvéoles libres, on en trouve de pleines. Ailleurs
le tissu pulmonaire a fait place à un tissu néoplasique dont le centre
est faiblement coloré par l'éosine, tandis que la périphérie a pris
avec avidité l'hématoxyline. Avec l'objectif n° 2, on commence déjà

à distinguer à la partie centrale des noyaux néoplasiques des cellules géantes.

Avec un plus fort grossissement (obj. 4 et 5), les alvéoles qui paraissent saines, sont extrêmement congestionnées et les capillaires, bourrés de globules rouges, en représentent les limites. Les petits vaisseaux sanguins sont ectasiés eux aussi. Ailleurs, les alvéoles présentent des altérations de la pneumonie catarrhale. Elles sont remplies de cellules de toutes formes, de toutes dimensions, qui proviennent des parois ou représentent des leucocytes et des hématies.

Le tout est noyé dans une substance faiblement colorée par l'éosine et qui paraît être du mucus.

Les gros vaisseaux sont eux-mêmes dilatés et remplis de sang. Les bronches ne sont plus plissées, on ne retrouve plus sur leurs parois les cellules caractéristiques qui les bordent. La néoplasie est située en plein tissu pulmonaire et représente des sortes de nodules groupés par trois ou quatre et de volume différent. A un fort grossissement, la zone centrale est formée par une substance amorphe, faiblement colorée en rose par l'éosine, et présentant un nombre assez considérable de cellules embryonnaires arrondies, ayant pris fortement l'hématoxyline et réparties sans ordre.

Elles paraissent se grouper de préférence autour des rares capillaires traversant cette zone, au centre de laquelle on voit la figure d'une ou de plusieurs cellules géantes. La zone périphérique est constituée par un amas considérable de cellules embryonnaires rondes, fortement colorées en bleu, surtout abondantes au pourtour des nombreux capillaires bourrés de globules rouges qui parcourent la région. Ailleurs, la néoplasie forme des blocs remplissant une alvéole. En somme, il s'agit de nodules tuberculeux.

Dans d'autres points existent des boyaux constitués par des cellules petites et arrondies,-tassées les unes contre les autres et suivant le trajet d'un vaisseau ou d'une bronchiole dans le tissu conjonctif porteur des vaisseaux et des bronches. Les coupes colorées au Ziehl ne nous ont pas montré de bacille de Koch, mais les pièces avaient été conservées dans le Müller.

Enfin, on rencontre encore des amas de cellules portant des capillaires et formant des sortes de blocs, noyés dans le tissu cellulaire ambiant. Sur d'autres coupes, se voient des figures analogues aux précédentes, à côté de portions de parenchyme pulmonaire, converti en un tissu de nécrose qui n'a pas pris les matières colorantes (caséification). En d'autres points, le tissu néoplasique portant toujours des capillaires ectasiés, se présente sous forme de boyaux s'irradiant dans le tissu pulmonaire ambiant ou tassés les uns à côté des autres. Les vaisseaux qu'on aperçoit au milieu de la néoplasie, ont conservé leurs parois. On constate la présence d'une quantité assez considérable de charbon pulmonaire. La plèvre est épaissie, traversée par des vaisseaux dilatés et présente une infiltration de petites cellules réparties sans ordre, mais formant ailleurs de véritables boyaux, dont certains présentent une partie centrale plus claire, bordée par une couche d'épithelium d'aspect vaguement cubique. Dans d'autres points, ces parties claires, coupées transversalement, sont limitées par une couronne de petites cellules cubiques.

Poumon gauche. — Il est impossible de retrouver dans cette portion, comprenant la paroi et le poumon, la moindre trace de ce dernier. L'ensemble constitue la néoplasie. Celle-ci, à un faible grossissement, est formée par de vastes nappes colorées en bleu par l'hématoxyline, séparées par de vastes cloisons fibreuses, teintées en rose par l'éosine. Elle est essentiellement constituée par de petites cellules arrondies fortement colorées par l'hématoxyline, tassées les unes contre les autres et formant des amas en forme de boyaux juxtaposés, séparés par de minces cloisons fibreuses ou représentant des masses sans morphologie précise ; on n'y trouve pas de capillaires, mais, de distance en distance, on y voit la coupe de vaisseaux béants, renfermant des globules rouges (veines) dont les parois ont subi un défaut d'infiltration ; ailleurs, on trouve des nappes de globules rouges, infiltrant la néoplasie et la dissociant.

Sur d'autres coupes, on aperçoit de larges canaux à parois nettement fibreuses, renfermant des hématies au milieu d'un stroma fibreux représentant un caillot.

Peut-être s'agit-il là de bronches remplies de sang. En un point se voit une longue veine bourrée de globules rouges dont les parois sont uniquement représentées par de petites cellules arrondies qui constituent le corps de la tumeur.

Il est possible, jusqu'à un certain point, de reconnaître les organes aux dépens desquels la néoplasie s'est développée. C'est ainsi qu'on retrouve du tissu musculaire de la paroi et qu'ailleurs la néoplasie est infiltrée de charbon pulmonaire.

Les cloisons fibreuses sont constituées par du tissu conjonctif adulte ou par de nombreuses cellules conjonctives. Certaines d'entre elles sont traversée dans leur longueur par de nombreux capillaires bourrés de globules rouges. Dans les points avoisinant la néoplastie, il y a effraction de ceux-ci et l'on trouve de véritables nappes d'infiltration sanguine, allant à la rencontre de l'infiltration néoplasique.

Le reste du poumon gauche est le siège d'une congestion intense qui, sur certains points, va jusqu'à l'apoplexie pulmonaire Ailleurs, on constate toutes les lésions de la pneumonie catarrhale. Il existe enfin une infiltration anthracosique assez marquée. Les vaisseaux sont dilatés et les bronches ont perdu leur aspect festonné. La tumeur n'a envahi que discrètement cette portion du parenchyme pulmonaire.

Elle se montre sous forme d'amas au voisinage des vaisseaux sanguins. En particulier, au-dessous de la plèvre, les vaisseaux sont le point de départ de longues traînées ou le centre d'amas circonscrits. Au niveau des parties pulmonaires envahies, on ne retrouve plus l'aspect alvéolaire. A leur place a succédé une infiltration diffuse avec parfois un centre plus compact.

Au voisinage immédiat, les alvéoles sont tassées les unes sur les autres, extrêmement congestionnées et en état de pneumonie catarrhale. Sur d'autres coupes, on reconnaît les lymphatiques souspleuraux au voisinage de la tumeur, au surplus, si la plèvre est extrêmement congestionnée et épaissie, la néoplasie existe plutôt dans le tissu sous-pleural que dans la plèvre elle-même. Mais dans les couches qui se rapprochent de la partie moyenne du poumon l'infiltration néoplasique augmente d'intensité et la plèvre elle-même est envahie.

Cœur. — Les fibres musculaires cardiaques ne sont nullement altérées. La néoplasie fait son apparition au niveau du péricarde par de minces traînées de cellules arrondies dans le tissu conjonctif de la séreuse.

En un point avoisinant les fibres cardiaques, on trouve un large extravasat sanguin. Du reste, tous les vaisseaux de la séreuse sont dilatés. On trouve dans une des lames fibreuses, séparant les faisceaux, un vaisseau extrêmement dilaté, bourré de globules rouges à parois très minces.

Dans le cœur proprement dit, la néoplasie se dispose en boyaux avoisinant les vaisseaux sanguins. Dans un interstice musculaire, un long boyau présentant une fente claire à sa partie centrale, offre des hémorrhagies multiples qui dissocient les cellules embryonnaires. Ailleurs on voit la coupe de vaisseaux sanguins ayant pris tous les caractères de la tumeur. En d'autres points du muscle cardiaque, on ne trouve plus trace de tissu morbide. Enfin d'autres régions montrent dans le péricarde des nappes néoplasiques à point de départ nettement périvasculaire.

Tumeur enlevée par l'opération. — Elle comprend toute l'épaisseur de la paroi jusqu'à la plèvre inclusivement. Elle présente absolument les mêmes caractères que ceux déjà signalés. Elle est donc formée par un amas considérable de petites cellules rondes divisées çà et là par des travées fibreuses formées de tissu conjonctif adulte portant des vaisseaux à parois épaissies. Les vaisseaux que l'on aperçoit dans le corps de la tumeur sont surtout des veines.

Parfois celles-ci sont séparées de la néoplasie par un anneau de tissu fibrenx qui parait constitué par la coupe transversale d'une travée, d'autres sont thrombosés, d'autres enfin ont subi un commencement d'infiltration dont le degré est variable suivant les points. A la partie la plus profonde on retrouve du tissu musculaire pariétal intact, mais dont les interstices cellulaires présentent des traînées néoplasiques. Au point de contact de la tumeur et de la couche musculaire, des cellules embryonnaires sont dissociées en fascicules par une infiltration sanguine considérable. Celle-ci provient nettement de la rupture de capillaires dont les parois sont devenues embryonnaires. Cette infiltration atteint son maximum dans la région sous-pleurale.

Là, existe un vaste caillot en forme de coin soulevant le tissu pleural intact et s'en coiffant pour le refouler en arrière.

Nous avons à faire à un sarcome telangiectasique globo-cellulaire à petites cellules.

OBSERVATION XIII.

MAILLANT (*Lyon Médical*, 1897).

M. Maillant présente, au nom de M. Audry, un cancer du cœur secondaire à un cancer de la vésicule biliaire. En même temps que deux noyaux de généralisation au cœur, il y avait des noyaux de généralisation dans le foie et dans les poumons. Le point de départ était un cancer type de la vésicule biliaire qui, en outre, contenait du pus. Le malade mourut quelques jours seulement après son entrée à l'hôpital. Il avait présenté de l'ictère, de la diarrhée.

Du côté du cœur, le malade avait présenté quelques palpitations. Les bruits étaient sourds, mais il y avait de la péricardite et, en somme, rien ne faisait soupçonner la localisation cardiaque du cancer.

OBSERVATION XIV.

Mélano-sarcome de la choroïde généralisée (*Société des Sciences médicales de Lyon*, 1898).

M. Langlais, interne des hôpitaux, met sous les yeux de la Société des pièces anatomiques recueillies sur un homme de 56 ans, mort à l'asile Sainte-Eugénie, d'une mélanose généralisée.

Entré une première fois, en 1884, à la clinique ophtalmologique pour une perte de la vision, consécutive à un traumatisme de l'œil droit, et menaçant par sympathie la vision de l'œil gauche. M. Gayet pratiqua l'énucléation de l'œil.

A l'examen, on constate trois taches mélaniques sur le choroïde.

Douze ans plus tard, en mars 1897, le malade entre dans le même service pour une tumeur intra-orbitaire ayant une marche rapide et ayant pris un tel développement que l'on hésita un instant à en pratiquer l'extirpation.

Deux mois après cette intervention, le malade entrait à l'asile Sainte-Eugénie, avec des noyaux multiples sur le thorax et le reste de la surface cutanée. Ces noyaux, variant pour la plupart de la grosseur d'une noisette à celle d'une noix, étaient soit intra, soit hypodermiques.

La peau était pigmentée en certains points, et ces taches correspondaient à des noyaux sous-jacents ayant envahi l'épiderme.

Plus tard, infiltration des ganglions axillaires et inguinaux, et mort du malade dans un état cachectique.

Autopsie. — Récidive locale dans l'orbite droit. Œil gauche sain. Dans la peau et dans les muqueuses, nombreux noyaux mélaniques bien circonscrits.

Pas de liquide dans la plèvre. Tumeurs mélaniques à la base des deux poumons. Noyaux secondaires sur les oreillettes et ventricules du cœur. Ganglions mélaniques dans le médiastin.

Masse sarcomateuse du volume d'une orange sur la face inférieure du diaphragme se creusant une loge sur la face convexe du lobe droit du foie. Dans cet organe, tumeurs secondaires visibles seulement à la coupe.

Les ganglions mésentériques étaient totalement envahis. Aucune localisation dans la rate, les reins, le tube digestif, l'appareil génital et le cerveau.

Ce qui est remarquable, c'est la généralisation qui paraît s'être faite beaucoup plus par la voie veineuse que par la voie lympatique.

Il faut signaler aussi l'intégrité presque complète du foie et complète du rein, tandis que le cœur était farci ainsi que le poumon.

Observation XV.

Sarcome de l'épaule avec généralisation au cœur (M. M. Deguy. —
Gazette des Hôpitaux, 13 octobre 1900).

Un homme de 36 ans, Jean G..., entre le 30 septembre 1895,
à la salle Malgaigne, dans le service de M. Nicaise, suppléé par
M. Delbet. Son hérédité est nulle.

On ne trouve pas de cancer dans la famille, une bonne santé
antérieure et rien dans les antécédents. Le malade est porteur d'un
sarcome mélanique ulcéré siégeant à l'épaule droite.

Cette tumeur est dure, sanieuse, d'odeur infecte, avec tout autour
de petits nodules cutanés, noirs et lisses. Cette tumeur atteint le
volume des deux poings et on constate non loin d'elle, à la partie
postérieure de l'omoplate, la cicatrice d'une intervention faite deux
années auparavant en province pour enlever un sarcome mélanique au
début. Le début de l'affection paraît remonter à trois ans et demi.
Lors de son entrée à l'hôpital, ce malade présente de la cachexie
cancéreuse, un teint terreux, blafard, quelques nodules mélaniques
secondaires à la région lombaire. Œdème de tout le membre
supérieur droit par compression. Les urines sont noirâtres et contiennent du pigment mélanique.

Mort dans la cachexie et un état subcomateux.

Aucun symptôme n'avait attiré notre attention du côté du cœur.

A l'autopsie, on trouve une certaine quantité de liquide ascitique,
des adhérences pleurales en avant et à droite. Le poumon gauche
est très emphysémateux, et la surface pleurale présente de nombreux
petits noyaux noirâtres, lisses, reluisants de sarcome mélanique.
Même lésion à droite.

A l'ouverture du péricarde, on trouve une trentaine de grammes
de liquide sanguinolent. Sur la face antérieure du cœur, en avant du

ventricule droit, on note un petit noyau secondaire, et deux sur la face postérieure, de la grosseur d'une lentille.

Le cœur est mou et flasque, de coloration jaune paille. A l'ouverture, on trouve dans l'endocarde des noyaux secondaires au niveau de la pointe du ventricule gauche, nombreux noyaux sous-endocardiques dans le ventricule droit. Les valvules sont saines, mais le myocarde est farci de noyaux secondaires, avec, tout autour, de petits vaisseaux noirâtres pigmentés.

Les ganglions médiastinaux ne semblent pas atteints. Nodules secondaires disséminés dans le poumon droit.

Le foie est énorme et mou, pesant 2 kgs 500. La surface est criblée de noyaux noirâtres. Les ganglions du hile sont volumineux, très mous, noirâtres. Le tissu hépatique est jaune brun et laisse sourdre à la coupe une bouillie noirâtre.

La rate est petite, saine d'apparence extérieure, mais, à la coupe, elle a un aspect noir foncé. Il y a très peu de suc au raclage, absolument noir et mélanique. Le péritoine du petit bassin présente un petit granité noirâtre très fin.

Le rein droit est de volume normal, avec quelques petits noyaux noirâtres isolés dans la capsule. La substance rénale est pâle et décolorée. Mêmes lésions à gauche. Quelques petits noyaux dans le pancréas.

Les ganglions mésentériques sont noirs et mous, se fondant en une bouillie noire par la pression du doigt.

A l'ouverture du crâne, on trouve de nombreuses granulations brunes, très petites sur la pie-mère, sur toute son étendue, à la base, au niveau de la protubérance, tout autour des lobes sphénoïdaux et de la scissure de Sylvius. La surface du cervelet est également criblée de taches brunes. Histologiquement, il s'agissait d'un sarcome mélanique typique.

Observation XVI.

Sarcome mélanique. — Généralisation secondaire au cœur.

M. Deguy. *Gazette des hôpitaux,* 13 octobre 1900.

Il s'agit d'une femme d'une soixantaine d'années, observée dans le service de M. Labadie-Lagrave. Cette malade portait au membre inférieur droit une tumeur mélanique inopérable, de la grosseur d'une pomme, ulcérée avec des ganglions inguinaux gris de la grosseur d'un œuf de pigeon. M. Campenon nous la fit passer en médecine. Quelque temps après son entrée, la malade se plaignit de douleurs dans la région du foie et, à la palpation, on pouvait sentir de petites irrégularités à la surface, ce qui nous fit penser à une généralisation hépatique. Enfin des crises cardiaques douloureuses survinrent, à type angineux, l'auscultation permit de constater de l'arythmie avec crises tachycardiques et rhythme couplé transitoire.

De temps en temps, dans les fortes crises, un souffle systolique mitral, d'insuffisance fonctionnelle, mais qui cédait rapidement par l'administration de la spartéine. Enfin un matin, nous trouvâmes le lit vide, la malade était morte subitement pendant la nuit. Le diagnostic avait été : Généralisation d'une tumeur mélanique avec, probablement, noyaux cardiaques. — Cependant, comme la malade présentait de l'athérome radial, nous avions pensé à une cardio-sclérose à forme tachycardique arythmique avec crises d'angor. En réalité, l'autopsie nous permit de constater la coexistence de ces deux lésions.

A la section du péricarde, on trouve environ cinquante grammes de liquide agonique. Sur la paroi antérieure du ventricule droit se voient quelques noyaux carcinomateux blanchâtres et miliaires. Sur le péricarde pariétal, on n'en trouve aucune trace, ceux qui sont sur le péricarde viscéral ne suivent pas le trajet des vaisseaux. A la section du cœur, hypertrophie concentrique du ventricule gauche et le couteau rencontre quelques plaques calcaires des coronaires. Quelques tractus de sclérose dans le ventricule gauche.

La paroi aortique et les valvules sigmoïdes sont saines, de même la mitrale, mais toute la paroi ventriculaire est farcie de granulations miliaires et blanchâtres ; aucune d'elles ne fait saillie sous l'endocarde, sauf dans le ventricule droit.

La plèvre droite est adhérente dans toute son étendue, et les adhérences sont très serrées. Elle est semée de noyaux lenticulaires qui existent également dans la scissure interlobaire. Le poumon est très emphysémateux et présente un noyau secondaire de la grosseur d'un œuf de poule, dans le lobe inférieur et tout autour de l'œdème congestif.

Il existe aussi beaucoup d'autres noyaux lenticulaires, mais ils sont tous sous-pleuraux.

La plèvre gauche ne présente que quelques néomenbranes à la base et au sommet, un gros noyau dans le lobe supérieur du poumon avec hépatisation périphérique ; nombreux noyaux miliaires disséminés. A la surface convexe du foie, quelques adhérences très serrées au diaphragme, et péri-hépatite de la face inférieure.

Sur la face convexe, granulations lenticulaires atteignant la grosseur d'un petit pois dans le parenchyme hépatique; congestion, mais pas de lithiase.

La rate, de volume normal, ne présente pas de périsplénite, et contient, dans son intérieur, de nombreux noyaux de la grosseur d'un grain de mil.

Aucune lésion de la cavité péritonéale, rien au rein gauche, mais quelques petits noyaux dans le rein droit. La chaîne ganglionnaire iliaque présente des éléments, du volume d'un œuf de pigeon, formés de tissu blanchâtre non pigmenté.

En somme, il s'agissait d'une néoplasie généralisée.

Les coupes histologiques nous ont montré que la tumeur préventive de la jambe était du sarcome mélanique fasciculé. Les noyaux blanchâtres, situés dans le cœur et les autres organes, sont formés de sarcome à petites cellules, mais sans infiltration de pigment mélanique.

Observation XVII.

Sarcome secondaire du cœur.

Deguy (*Gazette des Hôpitaux*, 13 octobre 1900).

J'ai observé, avec Weber, un cas remarquable de tumeur du cœur dont, malheureusement, l'examen anatomique est incomplet, car nous n'avons pu nous procurer que le cœur.

Le cœur était énorme, infiltré par une tumeur paraissant secondaire à une tumeur du médiastin. Symphyse cardiaque totale. Du côté de l'oreillette gauche, on constate un épaississement assez marqué de l'endocarde, et dans la région de l'oreillette qui se trouve adossée au sinus de la grande valve, on voit une petite tumeur comme une noix située dans la paroi de l'oreillette d'une couleur blanc-jaunâtre, nettement encapsulée, et au-dessus de laquelle l'endocarde est considérablement épaissi.

Toute la paroi de l'oreillette est épaissie et infiltrée par la tumeur. On trouve également de nombreux nodules secondaires dans tout le péricarde, totalement symphysé. L'aorte est très athéromateuse au niveau de sa portion descendante, mais à peu près saine dans sa portion ascendante.

Malgré cette intégrité, elle est considérablement dilatée, par suite de la néoplasie périaortique médiastinale. Les sigmoïdes et la mitrale sont saines.

Histologiquement, la tumeur est formée de cellules embryonnaires.

Observation XVIII.

Généralisation cancéreuse péricardique et symphyse. — (Province Médicale, octobre 1899).

M. Cade, interne des hôpitaux, présente à la *Société des Sciences Médicales de Lyon* le cœur provenant de l'autopsie d'une femme morte dans le service de M. le professeur Renaut.

Cette malade, âgée de 67 ans, était entrée à l'Hôtel-Dieu depuis quelques jours seulement.

Elle offrait un aspect cachectique très marqué, et son histoire était celle d'un néoplasme gastrique banal, dont le diagnostic et la localisation s'établissaient sans difficulté.

L'autopsie a d'ailleurs confirmé l'existence d'un néoplasme occupant la grande courbure et ayant envahi la région pylorique. Du côté des poumons, existaient des zones étendues d'inflammation chronique avec symphyse pleurale, à peu près complète à droite. Mais, ce qui était intéressant et qui n'avait d'ailleurs donné aucune manifestation clinique, c'était une généralisation péricardique avec symphyse du péricarde. La cavité de celui-ci était complètement effacée. Son feuillet pariétal adhérait entièrement au feuillet viscéral et cela dans toute leur étendue. Mais, cette adhérence n'était point tellement étroite qu'on ne pût arriver à détacher les deux feuillets l'un de l'autre. On constatait alors sur les deux surfaces, tant du côté du péricarde fibreux que du côté du myocarde, l'existence de grains saillants plus ou moins arrondis, de forme variable, apparaissant par transparence sous la séreuse. On ne trouvait pas de noyaux profonds dans l'épaisseur même du myocarde.

Il s'agissait d'une symphyse péricardique totale mais encore récente, secondaire à la généralisation d'un cancer de l'estomac.

CONCLUSIONS

1º Le cancer primitif du cœur est très rare, tandis que le cancer secondaire ne l'est que relativement.

2º Le cancer secondaire est un cancer par envahissement de contiguïté ou par implantation embolique.

3º Il reproduit la structure de la tumeur primitive.

Le myocarde est refoulé, mais non envahi.

4º On peut observer toutes les variétés de tumeur maligne, mais le plus souvent l'épithélioma.

Le sarcome est aussi très fréquent.

5º Les signes cliniques sont excessivement variés, nullement caractéristiques, et la présence de la tumeur primitive peut seule faire penser quelquefois, en présence de ces signes, à une localisation cardiaque.

Paris. — Imprimerie de l'Institut de Bibliographie. — XI-1903.